中国药物滥用防治协会规范化培训教材

Clinical Guidelines of Mindfulness-based Interventions for Drug Addiction

正念戒毒临床指南

——基于循证依据的八周心理干预

主　编　廖艳辉

参　编　浙江省莫干山女子强制隔离戒毒所

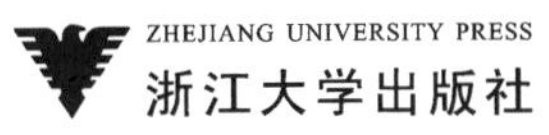

· 杭州 ·

图书在版编目（CIP）数据

正念戒毒临床指南：基于循证依据的八周心理干预 / 廖艳辉主编. -- 杭州：浙江大学出版社，2024. 11(2025. 4 重印).
ISBN 978-7-308-25590-5

Ⅰ. R163；R749.055

中国国家版本馆 CIP 数据核字第 2024CL6007 号

正念戒毒临床指南

——基于循证依据的八周心理干预

主　编　廖艳辉

参　编　浙江省莫干山女子强制隔离戒毒所

责任编辑　石国华
责任校对　王同裕
封面设计　周　灵
出版发行　浙江大学出版社
（杭州市天目山路 148 号　邮政编码 310007）
（网址：http://www.zjupress.com）
排　　版　杭州星云光电图文制作有限公司
印　　刷　杭州钱江彩色印务有限公司
开　　本　710mm×1000mm　1/16
印　　张　15.75
字　　数　250 千
版 印 次　2024 年 11 月第 1 版　2025 年 4 月第 2 次印刷
书　　号　ISBN 978-7-308-25590-5
定　　价　68.00 元

推荐语

1.《正念戒毒临床指南》是廖艳辉博士以其近20年的深厚学术造诣和丰富临床实践凝聚的成果，它如同一盏明灯，照亮了在成瘾漩涡中挣扎的患者心灵，帮助他们走向基于循证的正念疗愈之路。作为成瘾医学工作者，我深知这本书对于成瘾医学的重要学术与实用价值。无论您是专业从业者还是寻求帮助的患者，这本书都将成为您的珍贵伙伴，陪伴您成长或成为更好的自己。

赵敏教授

2. 正念是一种有效的戒毒康复方法，此书值得推荐。

袁逖飞教授

3. 正念在成瘾康复过程中发挥着重要作用，它可以缓解心瘾，预防复吸。此书介绍了长期从事戒毒工作的廖医生基于我国戒毒所真实案例研发的结构化心理干预方法，既有研究证据，又有实战经验，填补了我国原创正念戒毒操作指南的空白。

张效初教授

4. 本书既有关于正念和戒毒的理论知识介绍，又有可操作的实战临床指南，是一本值得推荐的好书。

朱英杰教授

5. 帮助当事人戒除毒瘾是非常有挑战性的临床工作，需要科学系统的干预方法。廖艳辉教授结合多年的一线经验，聚焦于毒瘾戒除的渴求缓解与复吸预防，阐释了正念八周训练的详细过程，极具操作性和可行性，无论是深陷毒瘾困境的当事人还是临床工作者，都可以从本书中获益匪浅。

王建平教授

6. 以研究为基础创立的正念戒毒法，依据充分，效果明显，值得推荐！

张宁教授

7. 科学与正念的结合，汇聚古今中外的力量，直面渴求，重塑人生。

王纯教授

8. 戒毒之难，难在心瘾。戒掉心瘾，需要较高的自我觉知和自我调控水平，只靠物理化学方法并不能增强成瘾者的心智能力。正念戒毒干预方法能够帮助戒断者提升自我觉察力、痛苦耐受力、冲动控制力。本书基于临床循证研究，提供了一套有效的八周正念戒毒方案，系统完整、操作性强、真实反馈、效果可靠，是作为基层戒毒机构和专业人员参考的重要指南。

祝卓宏教授

9. 这本书介绍了针对毒品依赖的本土化正念干预方案，具有很强的操作性，经过了科学验证。相信它对于从事戒毒的专业工作者乃至寻求戒毒的人员，都大有裨益，特此推荐！

刘兴华教授

10. 随着循证心理治疗的第三浪潮发展，基于正念的干预方法在心理健康领域越来越受重视，专业人士了解其应用于个人及团体的范围也越来越广阔。这本正念戒毒的临床指南聚焦缓解渴求及预防复吸，是浙江大学医学院附属邵逸夫医院廖艳辉教授及其团队的前沿科研及实践的结晶。指南第一部分介绍了八周的正念疗法，内容全面、简洁、有序、实用性强；第二部分详述了团队已经完成的正念戒毒临床研究，为指南的正念戒毒提供了循证依据。总而言之，这本正念戒毒指南是临床医生、心理治疗师、研究人员和任何对物质滥用及对正念治疗发展感兴趣的人士不可多得的有力工具。我毫无保留地推荐给大家。

陈乾元教授

序　一

在这个纷扰喧嚣的世界里，成瘾如同一道无形的枷锁，悄然缠缚着那些渴望自由的灵魂。它不仅侵蚀着个体的生命力，更在无声中撕裂着家庭的温暖与社会的和谐。然而，挣脱这道枷锁的旅程虽充满艰辛，却也不乏希望与光明。我的博士研究生廖艳辉，一位深具同情心和专业素养的学者，与同道合作，将他们的研究成果和实践经验凝结成书，为我们提供了一条通往自由与健康的道路。

本书既是一本培训教材，也是一本科普读物，它以浅显易懂的语言，向那些受到成瘾折磨的患者介绍了正念的力量。正念，作为一种培养自我觉察和应对策略的心理技术，能够帮助我们认识到内心的渴求，并学会以一种更加平和、理性的方式与之相处。

书中不仅详细阐述了成瘾的机制和危害，更提供了基于循证医学的八周心理干预方案。从了解成瘾与渴求，到学习如何为渴求留出空间，再到最终的长期应对渴求，战胜渴求，每一周的课程都是一次深入的心灵之旅。通过这些练习，读者将逐步学会如何运用正念来缓解渴求，预防复吸，最终达到戒除成瘾的目的。

特别值得一提的是，本书的编著者廖艳辉教授，在学术领域的成就令人瞩目，是浙江大学"百人计划"研究员。她曾在芝加哥大学、剑桥大学、加州大学洛杉矶分校和伦敦国王学院学习和工作，并在约翰斯·霍普金斯大学公共卫生学院全球控烟研究所访学。她以第一作者和通讯作者的身份，在《柳叶刀》子刊等国际知名期刊上发表了多篇论文，总论文引用次数接近四千次，H 指数 35，并担任国际学术期刊 *Journal of Smoking Cessation* 主编，学术影响力广泛。

她的学术成就和对成瘾治疗的贡献，为本书提供了坚实的理论基础和实践指导。我相信，通过阅读本书，您不仅能够获得知识和启发，更能够在面对生活中的各种挑战时，找到一种平和、坚韧的力量。

愿这本书成为您摆脱成瘾困扰的指南，愿正念的力量助您重获生活的控制权，重拾健康与和谐。

祝开卷有益。

郝　伟　医学博士
中南大学湘雅二院精神卫生研究所教授
世界卫生组织(WHO)社会心理因素、成瘾行为与健康合作中心主任
WHO 精神卫生、脑科学与物质使用战略与技术顾问委员会委员
WHO 基本药物目录专家委员会委员
中国药物滥用防治协会会长

序　二

作为中国药物滥用防治协会的会长，我深知戒毒治疗领域的复杂和挑战。全球范围内的物质滥用问题，不仅涉及社会、心理和生物等多重因素，同时也需要多学科的综合干预。在此背景下，将正念实践融入戒毒治疗无疑是一个极具潜力且富有前景的创新方向。

今天，我非常荣幸地为廖艳辉博士的著作《正念戒毒临床指南》作序。廖博士是一位在戒毒治疗领域享有盛誉的学者和临床医生。她的学术与临床贡献不仅开创性地推动了戒毒治疗的发展，也为无数饱受成瘾困扰的患者带来了实质性的帮助。廖博士曾在芝加哥大学、剑桥大学和约翰斯·霍普金斯大学等世界顶尖学府从事研究，如今她在浙江大学医学院附属邵逸夫医院精神卫生科担任副主任医师和博士生导师，同时也是“临床医学类百人计划”的研究员。

这本书不仅是一本专业的培训教材，同时也是一本浅显易懂的科普读物。书中以通俗的语言向那些受到成瘾折磨的患者介绍了正念的力量。正念，作为一种培养自我觉察和应对策略的心理技术，能够帮助患者认识到内心的渴求，并学会以一种更加平和、理性的方式与之相处。书中不仅详细阐述了成瘾的机制和危害，更提供了基于循证医学的八周心理干预方案。从了解成瘾与渴求，到学习如何为渴求留出空间，再到最终战胜渴求的长期应对策略，每一周的课程都是一次深入的心灵之旅。通过这些练习，读者将逐步学会如何运用正念来缓解渴求，预防复吸，最终达到戒除成瘾的目的。

廖博士在学术界的影响力得到了广泛认可，她主持了包括“科技创新2030——脑科学与类脑研究”重大项目和国家自然科学基金区域创新发展联合基金重点项目在内的多项科研课题，并在国际顶级期刊上发表了大量学术论文。这本书是她多年研究与临床经验的结晶，我相信它将对戒毒治疗产生深远的影响，为从业者、研究者和政策制定者提供宝贵的指导。廖博士的工作代表了我们应对成瘾挑战时所需要的创新精神和坚定信念。

我衷心推荐这本书给所有关心和参与戒毒防治工作的人士。

李锦教授

中国药物滥用防治协会会长

序　三

迄今为止，毒品仍然是全球性的灾难，戒断毒瘾、防止复吸、帮助成瘾者回归社会，一直是世界各国禁戒毒事业的重点和难点。随着经济的发展和社会的转型，精神活性物质滥用问题也日益突出。毒品的滥用不仅严重影响人民的身心健康与生活质量，同时也对家庭和社会造成极大的危害。

药物依赖的治疗是一个复杂而漫长的过程，脱毒后强烈的心理渴求及其导致的高复吸率一直是我国乃至世界戒毒领域难以攻克的瓶颈。随着技术的发展，戒毒模式逐渐多元化。正念疗法在戒毒治疗中通过增强个体控制过程和认知功能，提高觉察能力和非评判性接纳，降低成瘾患者的毒品渴求程度，促进生活方式改变和社会支持，从而有效避免复吸，实现长期戒毒。与其他干预方法相比，正念疗法具有方法易掌握、实施更便捷、效果更易迁延到戒毒人员生活中的优点。

本书以八周正念疗法为核心，提供了一套系统、便捷的成瘾问题正念干预指南，并以清晰明了、操作性强的手册化方式呈现，将正念治疗与戒毒临床干预结合，内容系统全面，专业性强，可读性强，既是临床工作者进行成瘾干预的指南，也是成瘾者自助实践的参考用书，符合从业人员和患者的需要。

本书主编廖艳辉研究员长期从事成瘾研究，在正念治疗方面有多年的临床与科研经验，项目团队成员均具备较高的专业能力和丰富的工作经验。本书是整个正念戒毒团队多年来智慧的结晶，对戒毒临床实践具有重要的指导意义。

时　杰
北京大学教授
教育部长江学者特聘教授
国家杰出青年基金获得者
中国药物依赖性研究所执行所长
药物依赖性研究北京市重点实验室主任

前 言

非法成瘾物质滥用(俗称“吸毒”)已成为当前全球重大公共卫生问题之一,给个体健康、家庭和谐与社会安全带来一系列严重的负面影响。近年来,随着毒品形势和毒品结构的变化,滥用合成毒品的强戒人员已经超过了吸食传统毒品的人员。

物质成瘾(drug addiction),又称物质依赖(drug dependence),是指反复使用成瘾物质而导致的一种复杂的慢性、易复发性脑部疾病。渴求是指对使用成瘾物质的冲动或渴望的主观体验,它是复吸的重要原因。在复吸率居高不下的情况下,我们又面临滥用合成毒品强戒人员增多、多数毒品没有获批的治疗药物、仅有的治疗药物(如美沙酮)本身具有成瘾性或副作用大等系列难题,急需适用于不同种类毒品使用者的安全、有效、操作性强且能有效缓解渴求和预防复吸的团体心理治疗项目。

正念(mindfulness)作为一门学科,在 20 世纪 70 年代渐渐改良和整合为当代心理治疗中最重要的概念和技术之一。自 1979 年美国分子生物学教授乔恩·卡巴·金(Jon Kabat-Zinn,马萨诸塞大学)开创了八周的正念减压疗法(MBSR)课程,并在美国马萨诸塞大学医学中心开创了正念减压门诊以来,多种以正念为核心的心理疗法被提出、发展与广泛应用。近年来,正念逐渐在主流的心理治疗中占据了一席之地,正念戒毒相关的研究与临床应用也越来越多。

本书的写作得到了多方支持。感谢浙江省莫干山女子强制隔离戒毒所和廖艳辉课题组成员们的辛勤付出，包括正念戒毒项目合作研究者(CO-PI)：唐波娜、唐劲松、裴涛；正念戒毒项目参与人员：丁轶楠、韩丹、钱颖军、邵杭荟、宋雨嘉、张君雯、张美茹、张铭月、朱红霞等，感谢朱民哲、邹陆瑶、周子棠等助理为图书出版所做的资料整理和校对工作，感谢所有参与本项目的学员的分享与宝贵意见。正是因为你们的专注、认真和努力，才使得这个项目得以顺利进行。同时感谢国家自然科学基金区域创新发展联合基金重点支持项目(U22A30302)的支持，在今后的工作中，我们将继续保持密切合作，共同为项目的成功应用而努力。

廖艳辉
2024 年 5 月

正念戒毒项目组成员简介

正念戒毒项目主要研究者(PI)简介

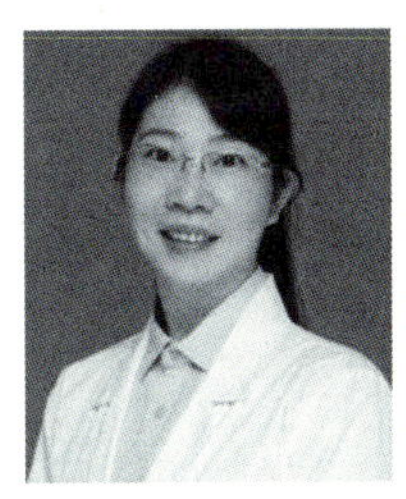

廖艳辉，浙江大学“百人计划(临床医学)”研究员，浙江大学医学院附属邵逸夫医院精神卫生科副主任医师，博士生导师，芝加哥大学访问研究生，剑桥大学联合培养博士研究生，加州大学洛杉矶分校和伦敦国王学院博士后，约翰斯·霍普金斯大学公共卫生学院访问学者。以第一/通讯作者身份在《柳叶刀》子刊 *eClinicalMedicine*, *Biological Psychiatry*, *Brain*, *PLOS Medicine* 等国际期刊发表论文 50 余篇，总论文他引近 4000 次、H 指数 35(Google Scholar)。先后承担全球竞争性尼古丁依赖研究奖项(GRAND)、国家自然科学基金项目(青年、面上、重点)、美国中华医学基金会公开竞争项目(CMB-OC 2 项目)、科技创新 2003“脑科学与类脑研究”重大项目等。获世界精神病学协会(WPA)优秀青年研究奖，WPA 优秀青年精神科医师奖，世界生物精神病学协会联合会(WFSBP)优秀青年研究者奖等，主持国际国内学术会议专题讲座多次，兼任中国药物滥用防治协会烟草依赖与戒烟分会主任委员。

廖艳辉长期从事成瘾的临床与基础研究，在正念治疗方面有多年的临床与科研经验。曾在加州大学洛杉矶分校正念冥想研究中心(UCLA Mindful Awareness Research Center)进行了为期两年的正念学习与练习，完成了强化实践课程(Intensive Practice Program)，掌握了正念疗法的核心技术；有近 10 年的正念练习体验，2017 年回国后一直在临床工作中开展正念团体治疗，开展的正念干预临床研究工作发表在 *Mindfulness* 国际专刊。

正念戒毒项目合作研究者(CO-PI)简介

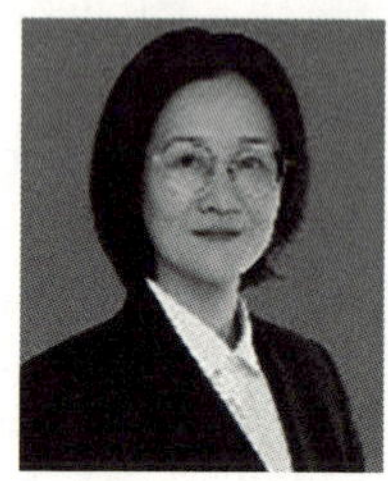

唐波娜，浙江省莫干山女子强制隔离戒毒所心理矫治中心副主任，国家二级心理咨询师、三级婚姻家庭咨询师，从事强制隔离戒毒工作 20 多年，一直扎根于基层，积累了丰富的戒毒心理咨询工作经验。曾担任浙江省戒毒系统首席心理咨询师，入选中国司法行政戒毒工作协会戒毒理论研究人才库研究人员。撰写的《现在我真的要放开你了》获全国司法行政戒毒系统心理矫治个案一等奖，《表达性艺术综合治疗对女性强制隔离戒毒人员心理健康影响的效果研究》获得全国司法行政戒毒工作协会优秀调研论文评选一等奖。

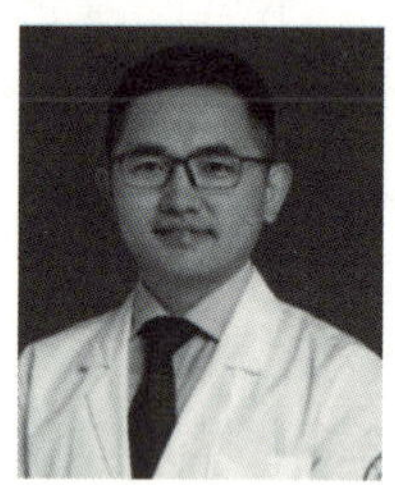

唐劲松，浙江大学“百人计划(临床医学)”研究员，浙江大学医学院附属邵逸夫医院精神卫生科副主任，主任医师，博士生导师，浙江省卫生创新人才，中国精神医学杰出青年医生。芝加哥大学联合培养博士，美国国立精神卫生研究院、约翰斯 · 霍普金斯大学访问学者，加州大学洛杉矶分校博士后。

兼任中国神经科学学会学习记忆基础与临床分会委员、中华医学会精神医学分会精准医学协作组副组长、中国药物滥用防治协会烟草依赖与戒烟分会副主任委员、中国研究型医院学会神经再生与修复专业委员会神经影像与再生学组副组长、浙江省预防医学会精神卫生专业委员会副主任委员、浙江省儿童青少年心理健康工作委员会副主任委员、浙江省医学会精神病学分会委员，*Scientific Reports*，*Frontiers in Psychiatry*，*Frontiers in Genetics* 杂志编委，*Journal of Psychiatry and Brain Sciences* 杂志执行主编，主持国家重点研发计划 1 项、国家自然科学基金 4 项，以第一/通讯作者身份发表 SCI 文章 60 余篇。

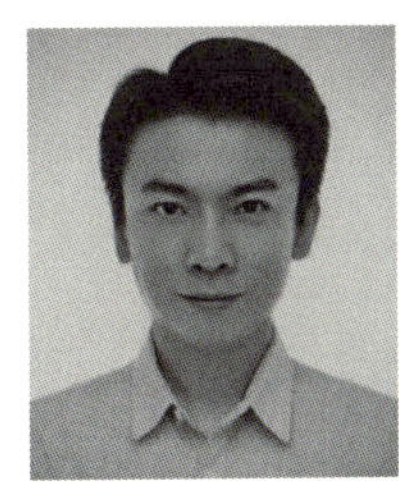

裴涛，副教授，中国心理学会注册督导师，南京师范大学心理健康教育咨询中心临床总督导，江苏省仙林大学城心理健康教育研究中心社会发展部主任。兼任江苏省心理卫生协会危机干预委员会副主任委员兼秘书长，大学生心理危机干预委员会委员等。长期从事临床心理干预工作，拥有丰富的心理咨询与治疗培训、督导和教学经验。曾获全国、全省心理健康工作先进个人等荣誉。

正念戒毒项目参与人员简介（按姓氏拼音排列）

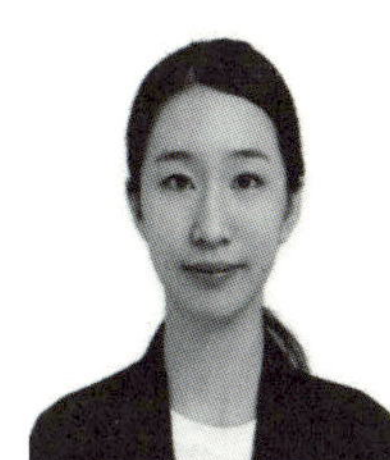

丁轶楠，美国波士顿学院本科生，廖艳辉课题组实习生。曾获得波士顿学院心理系与英文系优秀学生奖，并担任过多个课题组助理研究员。曾在邵逸夫医院精神卫生科参与暑期实习，在此期间参与廖艳辉教授的正念戒毒研究项目。

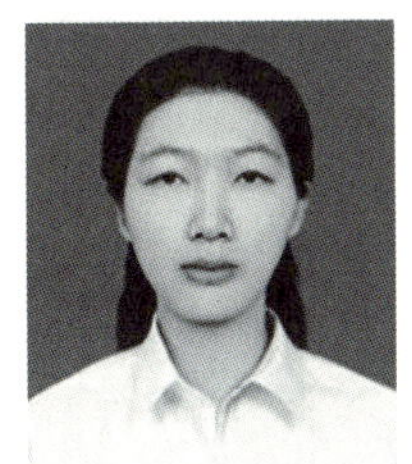

韩丹，浙江大学心理学与行为科学博士，二级心理咨询师，从事咨询心理学和认知神经科学的实践与研究。现于浙江大学医学院附属邵逸夫医院从事博士后研究工作，主要进行正念戒毒相关研究，已在 SCI 期刊发表认知神经相关的论文一篇。主持并参与基于脑机接口与眼动信号的语言障碍患者辅助沟通系统研究与实现项目、海军船舶设计优化项目等多个课题项目。关注行为成瘾（社交媒体成瘾、手机成瘾和电子游戏成瘾）和物质成瘾（烟瘾和酒瘾）的治疗。

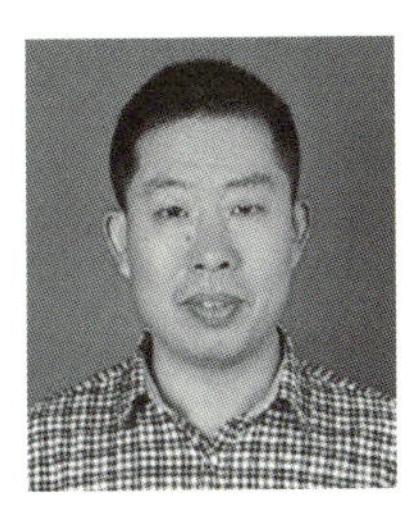

钱颖军，浙江省莫干山女子强制隔离戒毒所戒毒矫治科科长，多年从事强制隔离戒毒人员教育矫治工作，撰写的多篇调研论文在《犯罪与改造研究》等期刊发表。

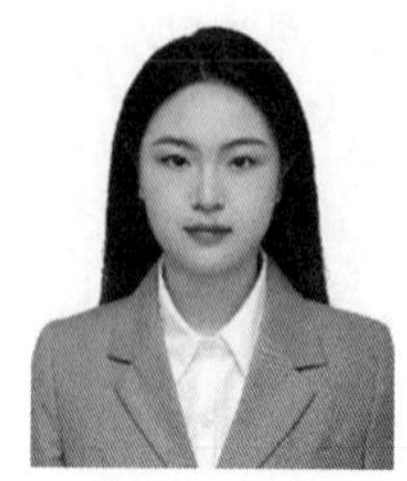

邵杭荟，复旦大学心理学系本科生，廖艳辉课题组实习生。曾多次获本科生优秀学生奖学金、优秀学生干部等奖项。曾在德州奥斯汀大学暑校学习，获得全A成绩。参与多个研究课题，研究兴趣包括非自杀性自伤、正念、自怜等。

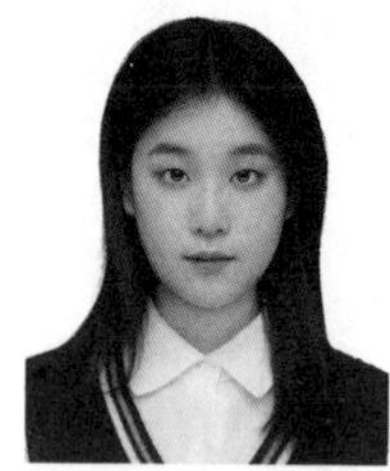

宋雨嘉，杭州第十四中学AP中心高二学生，廖艳辉课题组实习生。GPA 4分以上，AP物理5分，学生会优秀会长。曾参加社科商科数学类竞赛，并获佳绩。参与廖艳辉课题组多个成瘾相关项目，包括正念戒毒、儿童青少年游戏成瘾预防与干预等。

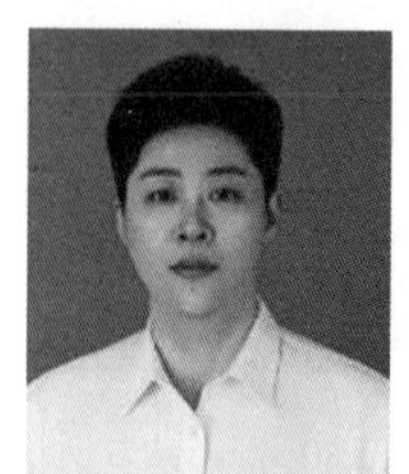

张君雯，浙江省莫干山女子强制隔离戒毒所二大队副大队长、一级警长。2005年毕业后一直从事戒毒工作，曾任浙江省莫干山女子强制隔离戒毒所四大队副大队长、戒毒医疗中心副主任、二大队副大队长，分管过管理、教育、生产等各项工作，国家三级心理咨询师，成功教育转化多名重度毒瘾戒毒人员，在浙江G20峰会和新冠疫情防控期间有突出贡献，荣获2次个人三等功。

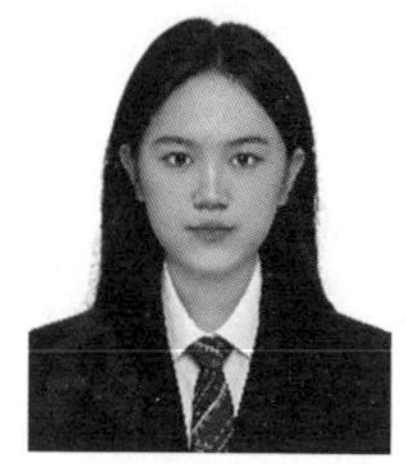

张美茹，南京师范大学心理学院本科生。曾获得南京师范大学优秀学生奖学金三等奖，大学生暑期社会实践活动优秀团队三等奖和优秀调研报告二等奖。曾在南京师范大学心理健康教育咨询中心实习，担任咨询助理一职。

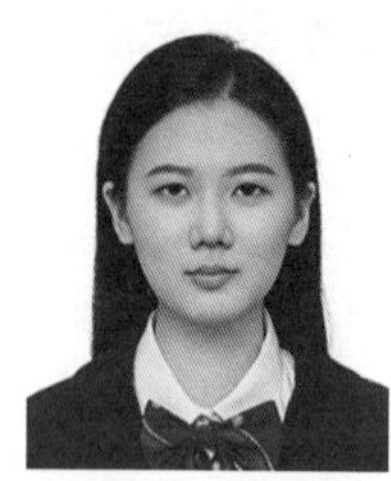

张铭月，南京师范大学心理学院本科生。曾获得南京师范大学心理学院优秀学生奖学金，并获得南京师范大学优秀心理气象员荣誉称号。曾在南京师范大学心理健康教育咨询中心实习，担任咨询助理一职。

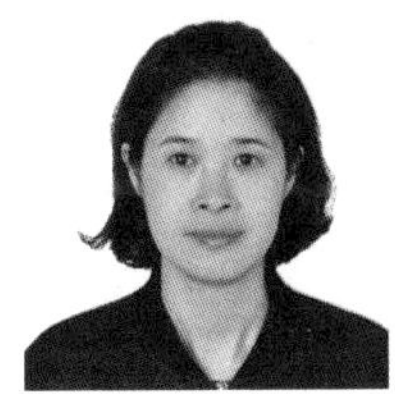

朱红霞，浙江省莫干山女子强制隔离戒毒所戒毒医疗中心教导员，国家三级心理咨询师，从事强制隔离戒毒工作近30年，在大队、戒毒矫治科等岗位主持工作，积累了一定的戒毒矫治经验，曾获厅直单位优秀党务工作者、省局系统人才库专业成员、3次个人三等功、优秀公务员以及第七届“最美禁毒人”(候选)等荣誉称号。近几年参与推广了国家社科基金重大项目在内的10余项科学戒毒项目，指导的理论调研文章获“2020年全国药物滥用防治研讨会暨中国药物滥用防治协会第十九届学术会议”青年优秀论文优秀奖，拍摄的微电影《破茧》获“戒毒所的故事”首届微电影创作大赛全国一等奖和最佳导演奖。

目 录

第一部分　课程安排

八周课程练习音频

第一周主题：了解成瘾与渴求。干预内容主要包括：成瘾与渴求介绍，正念的定义与科学性，自动导航思维，练习 1 正念呼吸冥想，练习 2 吃葡萄干之正念体验，练习 3 身体扫描之正念放松 1，练习 4 渴求反应之正念冥想 1。介绍“吸毒行为是如何变成一种习惯性行为的，这种行为通过联想学习，如何与环境、身体或心理刺激相关联”等内容。探索身体对渴求的反应以及正念练习如何帮助我们感知毒品渴求反应的过程，试图抑制或控制渴求达不到效果的原因，应对渴求的理由及如何改变成瘾性行为。

第二周主题：为渴求留出空间。干预内容主要包括：应对渴求，练习 5 应对渴求之正念冥想 1，正念冥想练习的障碍，练习 6 正念行走，练习 7STOP/暂停练习，练习 8 身体扫描之正念放松 2。了解想法、情绪和身体感觉如何成为出现渴求和吸毒行为的促发因素，介绍如何将正念练习用于应对毒品渴求，包括 STOP/暂停练习。

第三周主题：分离渴求。干预内容主要包括：如何分离渴求，练习 9分离渴求、负性情绪与自我关爱，练习 10 RAIN 练习，练习 11 天空冥想，练习 12 大山冥想。介绍负性情绪如何助长吸毒行为，关爱(loving-kindness)冥想练习如何应对负性情绪，从而阻止吸毒行为。通过 RAIN 练习，识别、接受、探索并注意渴求出现的时候是怎样的感受，缓解渴求，改善不良情绪和减轻痛苦。

第四周主题:正念驯服渴求。干预内容(戒毒日)主要包括:渴求之马是可以驯服的,练习13正念想法与渴求,介绍导致复吸的主要高危情景,练习14高危情景之SOBER(清醒)呼吸空间法,练习15聆听冥想,练习16正念呼吸2。介绍渴求是如何阻挠我们的长期目标(长期戒毒),正念技能如何帮助我们摆脱这种习惯性反应(渴求→吸毒),从而和长期戒毒这一目标紧密结合。

第五周主题:与渴求交朋友。干预内容主要包括:如何与渴求交朋友,练习17渴求关爱,如何与疼痛为友,练习18疼痛管理冥想,练习19静坐冥想,练习20关爱冥想。介绍如何以正念的态度来接纳并拥抱渴求,与渴求成为朋友,同时致力于实现自己的更有意义的人生目标。

第六周主题:清理应对渴求的障碍物。干预内容主要包括:识别并清理应对渴求的障碍物,情绪管理与压力管理,练习21应对渴求之正念冥想2,选择有价值的行动,练习22负性情绪冥想,练习23这一天冥想,练习24助眠冥想1。探讨一些常见的容易导致吸毒的因素,列出一系列具代表性的“有价值的行动”。

第七周主题:寻找应对渴求的支持。干预内容主要包括:寻找与建立应对渴求的社交支持网络,练习25应对渴求之正念冥想3,处理不支持者,练习26想法之静坐冥想,练习27呼吸、声音与想法冥想,练习28助眠冥想2。强调社会支持网络对预防复吸的重要性,以及它在应对渴求中的作用。探讨如何处理与那些不支持自己戒毒的人的关系。

第八周主题:长期应对渴求。干预内容主要包括:正念之长途旅程,记录有价值的新生活故事,选择有价值的行动,制定长期目标,结业小组讨论与分享、总结与展望。总结整个干预过程的内容,探讨如何继续使用这些正念技能来应对渴求,维持长期戒毒的目标。

第一周　了解成瘾与渴求

知止而后有定，定而后能静，静而后能安，安而后能虑，虑而后能得。

——《礼记·大学》

这里的"安"，指的是此心安住当下。通过减少外缘，让自己的心慢慢变得专注，在这个专注的过程当中，内在的智慧将不断显现。告别自动导航，增加自我意识与觉知，可降低毒品成瘾者的复吸风险。

一、第一周课程准备

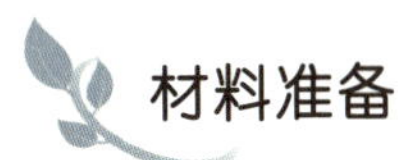

材料准备

(1)第一周课程内容提纲；
(2)第一周讲义；
(3)练习记录——正式练习；
(4)练习记录——非正式练习；
(5)写字板与笔；
(6)钟表；
(7)铃铛；
(8)葡萄干；
(9)练习音频。

课程安排(2 小时/120 分钟)

(1)老师和所有学员的自我介绍(10 分钟);
(2)成瘾与渴求介绍(10 分钟);
(3)正念的定义与科学性(10 分钟);
(4)自动导航思维(10 分钟);
(5)练习 1:正念呼吸冥想(练习 5 分钟+分享体验 5 分钟);
(6)课间休息(10 分钟);
(7)练习 2:吃葡萄干之正念体验(练习 20 分钟+分享体验 10 分钟);
(8)练习 3:身体扫描之正念放松 1(5 分钟+分享体验 10 分钟);
(9)练习 4:渴求反应之正念冥想 1(5 分钟+分享体验 10 分钟);
(10)总结本周课程并简单介绍下周课程。

二、第一周课程简介

❖ 简短介绍(10 分钟)

在第一周课程开始时,进行自我介绍,介绍整个八周课程的框架与主要内容,并介绍本次课程的主要内容、预期目标、小组结构与形式安排、参加小组的保密与隐私原则等。然后,请每位小组成员进行简短(1~2 分钟)的自我介绍,以及参加课程的真正动机。可以请小组成员说出生命中最重要的一样或几样东西(如健康、家庭关系、自我价值实现等),或者想要做出哪些改变来让自己过上不一样的、更有意义的生活。治疗师对每位小组成员的评述应简洁明了(1 分钟左右)。

❖ 成瘾与渴求介绍(10 分钟)

1. 成瘾

物质成瘾(drug addiction)/物质依赖(drug dependence)被定义为:反复使用成瘾物质而导致的一种复杂的慢性、易复发性脑部疾病[1]。成瘾涉及脑部奖赏、动机、记忆与渴求等相关神经环路，这些环路功能的异常会导致生物学、心理、社会与精神层面的特征性表现[2, 3]。由于目前对这些神经环路的机制尚未完全阐明，成瘾治疗效果并不理想。例如，对甲基苯丙胺（俗称冰毒）成瘾者治疗后的长期随访记录发现，61%的患者在出院后 1 年内复吸，1 年后复吸率逐渐降低，在第 2～5 年内复吸率为 25%[4]。除了毒品成瘾外，其他的成瘾治疗也相当棘手，例如，基于认知行为理论的短信戒烟[5]和微信戒烟[6]研究发现，一次戒烟的成功率（戒烟后半年内没有吸烟，并完成生物学验证）分别约为 6%和 12%。

如前所述，渴求（craving）是指对使用成瘾物质的冲动或渴望的主观体验，其目的在于获得愉悦和满足感，是物质成瘾的主要原因之一[7, 8]。当对某种物质成瘾时，个体会体验到对该物质的渴求，即产生强烈的想要使用该物质的想法。对成瘾物质的渴求，被认为是驱使成瘾物质戒断者再次寻求成瘾物质的最强大动力。成瘾治疗的最大难题是预防复吸，而预防复吸最重要的是有效应对渴求。渴求在成瘾与预防复吸方面占核心地位[9]。渴求作为成瘾性疾病中一个关键的临床特征被重新纳入《精神疾病诊断与统计手册》第 5 版（DSM-5；www.dsm5.org）。但目前的治疗方法对降低渴求并不理想，如果能找到一种更有效的降低渴求的方法，就有可能提高戒断率。本书旨在为物质成瘾者提供成功管理渴求、降低渴求的工具，以帮助他们成功戒断成瘾物质。需要强调的是，渴求无法消除，本书的目标是让个体学会在渴求出现时采取新的行为方式，从而过上自己想要的生活。

2. 渴求何时、何地、如何以及为何发生

渴求是大脑对环境线索的程序化反应。当这些线索与药物（即毒品）、酒精、烟草等相关时，个体受到生物、行为、心理、社会和环境因素的共同影响，会逐渐形成对这些物质的成瘾。以下是四种导致个体对成瘾物质产生渴求的主要因素。

(1)生理依赖产生渴求：即长期使用某种精神活性物质（成瘾物质），导致对这些物质产生生理依赖。渴求常常在人体对某种物质产生生理依赖时出现。烟草、酒精、药物以及食物（尤其是富含脂肪和糖分的食物）等物质会刺激身体释放神经递质，促使人产生愉悦感，多巴胺就是其中一

种，它在人体的奖赏系统中起着关键作用，是成瘾发展中的关键一环。在多巴胺的影响下，大脑会将物质与愉悦感联系在一起。因此，物质本身即可引发对使用更多物质的渴求。

当反复使用某种物质时，随着时间的推移，人体的大脑结构和化学成分会因此而改变。例如，研究显示，烟草、酒精或毒品成瘾者在看到与这些物质相关的图片时，大脑会产生强烈的活动。如果个体长时间使用某种物质并产生了生理依赖，在停止使用该物质时，会经历戒断症状，包括多种身体感觉（类似流感的症状、恶心、手颤）、情绪（焦虑、心慌、烦躁不安）和想法（我现在只需要毒品）等。这些症状的轻重程度因物质种类和成瘾时间而异。由于存在生理依赖，阻断大脑内物质作用的药物对于管理渴求尤为有帮助。例如，布洛芬和美沙酮等药物可以有效减少对阿片类物质的渴求，尼古丁贴片和含片等戒烟药物可以减轻吸烟渴求及戒断症状的强度。尽管药物在减轻渴求的强度方面发挥着重要作用，但渴求仍会出现。因此，药物不是我们管理渴求所需的唯一选择，学会如何通过新的应对工具和策略来管理渴求，而不仅仅依赖药物，显得尤为重要。

(2)心理依赖导致渴求：即频繁使用某种成瘾物质，导致对该物质形成了心理依赖。这种心理依赖往往会成为一种习惯性行为，可以伴随生理依赖，但与生理依赖并不相同。

依据“刺激—反应”理论，人脑会习得物质使用的情境（人物、地点和事物等）与多巴胺等神经递质所带来的愉悦感之间的联系。当习得这一联系时，情境会习惯性地导致渴求产生。例如，如果个体一直以巧克力作为结束一餐的方式，不断在餐后吃巧克力，其大脑就会习得“吃完晚餐，可以吃巧克力了”的习惯，个体就会习惯性地期待在餐后吃巧克力，渴求因此产生。同时，吃完巧克力后会有产生愉悦感或满足感（正性强化作用），下次就会更想吃巧克力，而这种吃巧克力的行为越来越被强化，即进入一种“刺激—反应—强化”模式（stimulus—response—reinforcement model）。又如，对正在戒毒的人来说，看到吸毒相关的情景时，容易“触景生情”，引起自己的吸毒渴求。这些渴求难以被忽视或消除，人们通常会屈服于这些渴求，因为与其抵抗，花费的精力更多。不过，通过改变对待习惯的方式，随着时间推移，与习惯有关的渴求的强度就会降低。例如，如果个体在晚餐后停止吃巧克力，一段时间后对餐后吃巧克力的渴求会逐渐减弱。

(3)强烈的情绪激起渴求:即经历具有挑战性的焦虑、悲伤、愤怒等情绪时,往往容易激发起寻求成瘾物质来缓解或安抚这些情绪的渴求。

在历史发展中,人们习得了特定物质与特定情绪之间的联系。当个体经历紧张、焦虑、愤怒或抑郁等具有挑战性的情绪时,经常会对特定物质产生强烈的渴求。这种渴求在个体使用物质后得到暂时的缓解,个体将这种渴求缓解的感觉与压力和焦虑感的减轻相联系。尽管短暂时间内渴求的缓解给予个体良好的感觉,但渴求必然会再次出现,进而促使个体再次寻求特定的物质,循环往复。有时即使个体已经长时间未使用某种物质,原先的渴求也会突然再次出现。例如,即使已经多年未曾喝酒,当个体收到坏消息时,也可能会突然产生想喝一杯的强烈欲望。因此,正确应对由情绪诱发的渴求非常重要。

(4)社交线索引发渴求:即使用某种成瘾物质以回应社交线索或某种社交场合。

个体常在他人(尤其是在那些同样使用成瘾物质的人)面前产生渴求。出于社交压力和需求,或是为了在社交中获得愉悦感,个体可能在社交场合中与他人一同使用成瘾物质。因此,当处于社交场合时,甚至只是提及曾一起吸烟、喝酒、吸毒者的名字,就可能引发个体强烈的渴求,且难以抵抗。

3. 渴求的核心地位

如前所述,“刺激—反应”理论认为,慢性物质依赖者由于出现了神经适应性改变,一旦受到相关环境刺激时,戒断状态下,渴求将会被唤起,继而出现觅药行为。例如,戒毒者看到吸毒相关的用具时,会引起吸毒欲望(渴求被激活),导致复吸[9]。

渴求在成瘾治疗与复吸预防方面占核心地位。除生理依赖诱发渴求外,上述的吸毒相关用具或情境、社交暗示等外部线索和焦虑、抑郁等内部情感状态都可触发个体对毒品的渴求。图 1 展示了吸毒成瘾的渴求循环与渴求的核心地位。当我们避免正性或负性刺激时,可以间接降低渴求,当我们采取替代吸毒的行为时,也可以间接帮助降低渴求。相反,线索刺激会引发渴求,渴求导致吸毒行为的产生,而吸毒行为又增强了外部线索刺激和内部情感对吸毒渴求的触发,进而形成反复吸毒的循环[10, 11]。

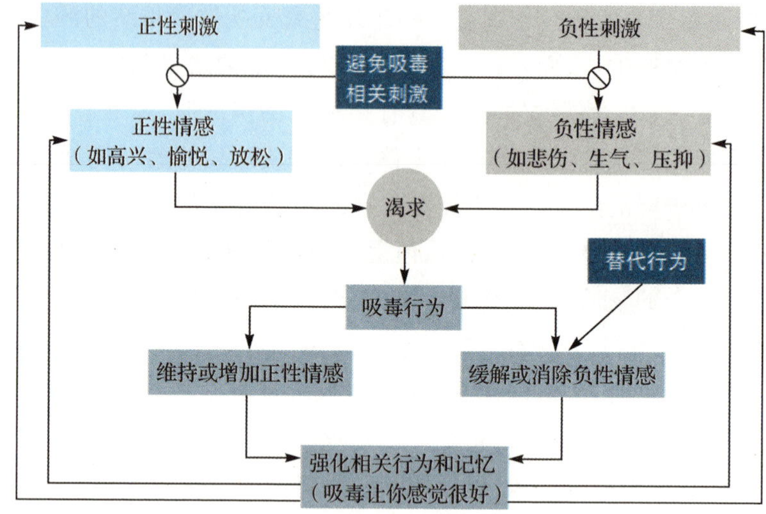

图 1　吸毒成瘾的渴求循环

因此，渴求是这个循环的最核心部分，即线索与情感诱导渴求→引起吸毒→加强线索与情感的作用。强烈而顽固的渴求通常导致戒毒者又开始吸毒，甚至反复复吸。渴求的增加程度通常可以用于准确地判断复吸和复吸风险[12]。

外部线索刺激与正、负性情感状态相关，这使个体的戒毒尝试变得更加复杂。目前有很多戒毒的行为学治疗，如指导个体避免外部线索刺激，分散对渴求的注意力，用运动等其他行为来代替吸毒行为，但这些方法的戒毒效果并不理想，其原因可能是没有对准“渴求”这一核心靶标。外部的线索刺激是无处不在的，要避免这些线索需要个体付出极大的认知努力。在个体出现强烈的情感状态或“自我耗尽”时，即使再努力也无法避免这些线索诱发渴求而复吸。而且这些替代行为也不是任何时候都可以做，也不总是有效，因为这些行为并不是靶向“渴求”本身，而是围绕“渴求”的因素。

4. 如何靶向“渴求”本身：正念练习

在临床上，正念可以被描述为一种对每一个片刻的认知和感受，其特征是带着好奇和接纳之心，有意识、有目的、不带评判地觉察当下。不同的人对正念有不同的定义，但其主要特征是强调对此时此刻的、有意的、不加评判的注意。正念练习的应用与研究已超过 30 年，其对象包括疼痛、失眠、抑郁症和焦虑症等患者及精神健康的普通人群[13]。即便是简短的正念干预[STOP/暂停练习：S(Stop，停止)；T(Take a breath，呼吸)；O(Observe，观察)；P(Proceed，继续)]也可以改变不良行为[14，15]。近 10 年来，有越来越多的研究发现正念干预可用于戒烟、戒毒等不同成瘾的治疗，并在缓解渴求和预防复吸方面取得较好的效果[16－18]。

正念练习包括两种。①非正式的练习：有意识地引导、接受、感知、关注日常生活。日常生活中的正念练习如做饭、吃饭、扫地、洗碗、聊天等。②正式的练习：系统的冥想练习，旨在培养正念技能。例如，正念呼吸、正念身体扫描等静坐冥想，正念行走、正念游泳等运动冥想。

正念练习包括两个不同的组成部分：①保持注意力在直接体验上；②保持对这种体验的接受态度。例如，通过正念练习后，戒毒者出现渴求时，他/她可能不会去做大多数人接下来做的事情——吸毒，而是带着正念察觉身体的感受，即对吸毒渴求的感受，从这一刻到下一刻，每一个片刻，只是观察它们，并接受身体的感受。教导戒毒者简单地观察不愉快的身心状态(即负性情感)，而不是对它们作出反应。正念练习可以培养出一种更具适应性的反应(如增强自我控制和调节能力)，来代替原本压抑情感诱发的、习惯性的反应。此外，正念练习可以帮助戒毒者改变自己和消极情感、身体不愉快状态及想法的关系(如消极情感只是在此时此刻出现的一种情感，而不是说我是一个消极的人)。

5. 正念在戒毒领域的应用

现在有很多不同主题的正念练习。正念练习可以直接针对渴求(想要)，并假设这种渴求会导致大多数不健康的行为和思维模式(对吸毒者而言，主要是吸毒的想法和吸毒行为)。当出现线索诱导刺激吸毒渴求时，渴求被激活，随后出现寻求吸毒的行为，然后吸毒，接下来渴求暂时得到缓解。在这个循环中，正念练习可以直接针对渴求本身，通过正念练习来代替吸毒行为，帮助戒断者降低渴求。正念练习降低吸毒渴求的方法如图 2 所示。一系列研究发现，正念干预可以降低对成瘾物质的渴求[19－21]。正念干预的长期疗效优于常规治疗，甚至优于基于认知行为疗法的标准防复吸干预[22]。

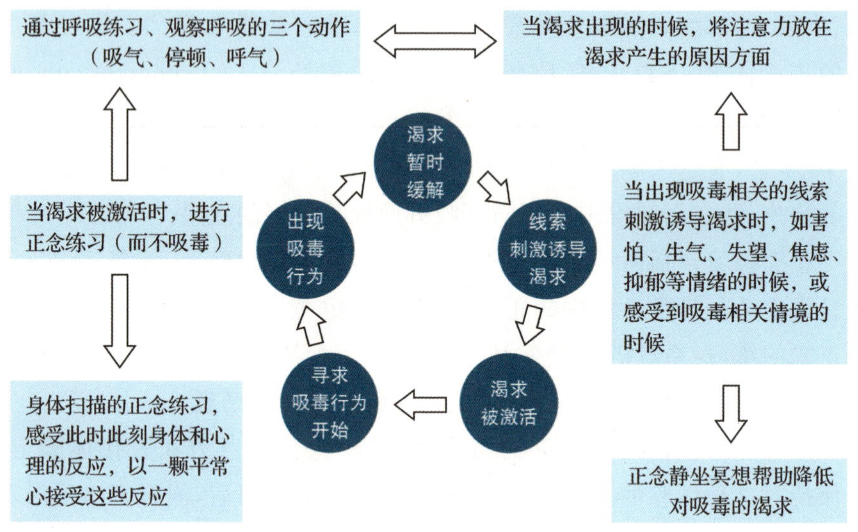

图 2　正念练习降低吸毒渴求的方法

正念的定义与科学性(10 分钟)

1. 正念的定义

正念(mindfulness)作为一种治疗方法，已经广泛应用于促进健康及临床上各种心理疾病或心身疾病的治疗，主要包括正念减压疗法(MBSR)、辩证行为疗法(DBT)、接纳承诺疗法(ACT)、正念认知疗法(MBCT)、正念防复吸疗法(MBRP)。在我们开展与正念相关的科学研究前，首先需要一种方法来定义和测量正念。在过去十年中，有大量研究描述了正念的定义，并进行了测量。正念的定义包含："带着开放和好奇的心去关注自己每一个时刻的体验。"但目前学术界尚未对正念和正念冥想所涉及的细节达成一致的结论。当今应用和接受最广的一个定义是乔恩·卡巴·金博士提出的：有意识的觉察，是以一种特殊的方式集中注意力，有意识地、不作评判地专注于当下(英文原文：Mindfulness is paying attention in a particular way: on purpose, in the present moment, and nonjudgmentally)。正念包括两个主要因素：关注因素(关注当下的经历)、开放或好奇的因素(而不是批评的立场)。根据这个定义,目前已研发出许多测量正念的工具,但主要以问卷的形式进行测量。

2. 正念的科学性

正念的科学性研究是1979年乔恩·卡巴·金提出八周的MBSR后才开始的,但一直处于稳步上升状态。例如,在医学数据库PubMed中搜索“mindfulness”,截至2023年底,有近3万篇关于正念的科学研究论文,其中一半以上论文都是近五年发表的。

(1)提高幸福感:发表在*Science*期刊上的一篇题为“A wandering mind is an unhappy mind”的研究[23]以及大量的类似研究表明,“非常带有正念”的人常常会觉得自己更快乐些。这意味着“幸福”和“正念”之间存在很强的正相关,当我们越是带着“正念”去生活就越会感觉快乐。正念状态的增加可以减少情绪障碍的发生,特别是自我意识和自我关爱会影响幸福感,即使是心理健康专业人员本身,也推荐进行正念练习。

(2)改善焦虑情绪和缓解压力:由乔恩·卡巴·金博士创立的MBSR适用于需要缓解压力或焦虑的人群。总体而言,有不少相关的研究支持正念练习可以缓解焦虑和压力,甚至有可能改变压力相关的生物标记,如皮质醇。MBSR对伴有正常范围内的压力和焦虑的人群效果非常明显,但若应用于符合焦虑症标准的严重焦虑人群则需谨慎。但2023年发表在*JAMA Psychiatry*期刊的研究表明,MBSR对成人焦虑症的治疗效果并不比常用的抗焦虑药物艾司西酞普兰效果差[24]。

(3)改善抑郁情绪:认知行为心理学家约翰·特斯戴尔(John Teasdale,剑桥大学)、马克·威廉姆斯(Mark Williams,牛津大学)、辛德尔·塞根(Zindel Segal,多伦多大学)认为正念可以有效地防止抑郁症的复发,在此想法的基础上,他们在1993年共同创建了八周的MBCT课程。基于正念的认知疗法是一种改进的认知疗法,它结合了诸如静坐冥想、呼吸练习等正念练习。通过这种疗法可以摆脱负性的思维模式,以便能够在抑郁症发作前消除抑郁症状。MBCT不仅能够有效防止抑郁症的复发,在处理初次抑郁症发作的治疗方面,也与抗抑郁药效用相当。英国一项发表在*Lancet*期刊的大样本随机对照试验(RCT)[25]发现,MBCT在预防抑郁复发方面可以等同于抗抑郁药物治疗的效果。MBCT还可以帮助人们培养一种从情绪问题中恢复的能力，帮助人们应对因为身体疾病带来的心理挑战。

(4)提高注意力：目前至少有三种注意力方面的研究，即提醒（准备去注意）、定位（把你的注意力放在哪里）和冲突的注意力（忽略入侵的一些杂乱内容信息，并集中注意力）。正念练习可能对这三个方面都有影响，但对冲突的注意力最有影响。短短 5 天、每天不到 30 分钟的正念练习，就能改善冲突的注意力。即使是在有注意力障碍，如注意力缺陷多动障碍（ADHD）的情况下，通过练习也可以改善这种注意力[26]。冲突的注意力是一种对完成任务很有帮助的注意力，因为它在设定目标和后续行动中非常关键。这种注意力需要我们忽视那些复杂的、与目标不相关的、分散信息的关注，并且专注于手头的任务。

(5)提高戒毒率与预防复吸：正念可以帮助戒毒者更好地察觉与吸毒相关的思想和感受，而不是被这些思想和感受控制。一系列的研究发现，基于正念的戒毒与预防复吸干预措施可以帮助戒毒者缓解对毒品的渴求，提高戒毒率[27]。可以通过教导个人去察觉、接纳、不带批判地注意戒毒过程中可能出现的消极的情绪状态、吸毒渴求等，来帮助戒毒。

总之，科学研究支持正念练习不但可以提高戒毒率，也可以提高幸福感、改善焦虑与抑郁情绪、缓解压力和提高注意力等。由于正念学习难度低，练习容易，且主要和体验有关，因此，正念不仅在焦虑、抑郁、失眠、成瘾等临床应用中发展迅速，也被推荐为促进正常人心理健康水平的辅助方法。

❖ 自动导航思维(10 分钟)

我们可能永远无法完全理解自己，永远无法充分触及自身潜力的全部深度。（We may never quite be where we actually are, never quite in touch with the fullness of our possibilities.）

——乔恩·卡巴·金(Jon Kabat-Zinn)

情境 1（送小孩上幼儿园的路上）：你和 5 岁小孩一起慢慢地走在去幼儿园的路上。孩子行走很缓慢，经常停下来，时不时看看路边的小花或小草，摸摸树上的叶子，充满了好奇与认真。透过小孩的眼睛，你看到了简单事物所蕴含的极致丰美，如同初见般看待一切。

情境 2（匆忙赶去上班的路上）：你正在一条再熟悉不过的通往工作地点的道路上驾驶，然后突然发现，车子已经开出好几公里，可自己完全没有意识到周围的事物，而是彻底地迷失在对其他事物的思索中，思绪不断地漂移，你正处于“自动导航”状态。这种状态常常被称为“身在曹营心在汉”或者“心不在焉，视而不见，听而不闻，食而不知其味”。

情境 1 反映的生活模式：在现实生活中真正地去感受、体验与经历每一个当下，一种与现实世界保持密切联系的生活模式。

情境 2 反映的生活模式：一种很多人都习以为常的忙碌奔波的生活模式，而不是去用心地观察、品尝、嗅闻或触碰我们每一个当下能感受到的一切，是一种与现实世界缺乏联系的生活模式（即“自动导航”的生活模式）。如果你认真反思一下或许会发现，我们实际上常常处于这样一种状态。

正念开启超越“自动导航”模式

生活如此忙碌，我们每天都被许多任务和责任淹没，我们可能会自然而然地进行“自动驾驶”。想想我们有多少次决定与“白魔”决裂，不知不觉地又被“心瘾”迷惑，陷入其中。或者日常生活中，我们坐下来吃饭，不知不觉，我们的盘子里的菜已经光了，我们甚至不记得吃过它；我们即将离开淋浴，却不记得我们是否洗过脸。这是因为我们没有全神贯注，我们的头脑中会有“它自己的思想或想法”，我们无法控制这些想法的出现。

但是，通过正念练习可以让我们学会暂停下来，改变我们的习惯性反应，这样我们就可以有时间去考虑我们想要做出的决定。当我们有目的地花时间进行调整时，我们就有机会有效地处理、解决问题，并基于我们的内在价值观来采取行动。正念鼓励我们有意识地脱离“自动导航”模式，将我们的全部意识带回到此时此地。通过正念练习，我们停下来并认识到“自动导航”模式这样一种心理状态（即一个人在没有意识到当下知觉的情况下采取行动），从而学会如何以内心真正的意图或意识去迎接当下的所有可能性。

现在，让我们以一种熟悉但全新的方式来开启超越“自动导航”模式的旅程。通过正念呼吸冥想，觉察我们的呼吸，体验身心处于当下的感觉。

练习 1 正念呼吸冥想

练习说明:呼吸冥想是正念练习中的基础动作,但很重要。练习时,放空我们的大脑,只需要静静地坐在那里,感受我们的呼吸、我们身体的变化。

坐姿:坐姿没有规定的姿势,只需让自己感觉舒服就行,最重要的是放松。如果感到身体僵硬或紧绷,这种僵化实际上是一种也存在于我们头脑中的紧张。需要的话,可以在背部下方放一个垫子。可以双腿交叉坐,双腿叠放在一起,这创造了三个稳定点:背面及两个膝盖。也可坐成半莲花状(双盘坐),即将双脚放在大腿上,这样坐对于我们大多数人来说,可能会感到不舒服。如果盘腿坐对你来说有困难,也可以坐在椅子上,或者采用把坐垫放在双腿之间的跪姿,双手放在腿上、膝盖上或其他部位。图 3 所示是三种常用的坐姿,供参考。

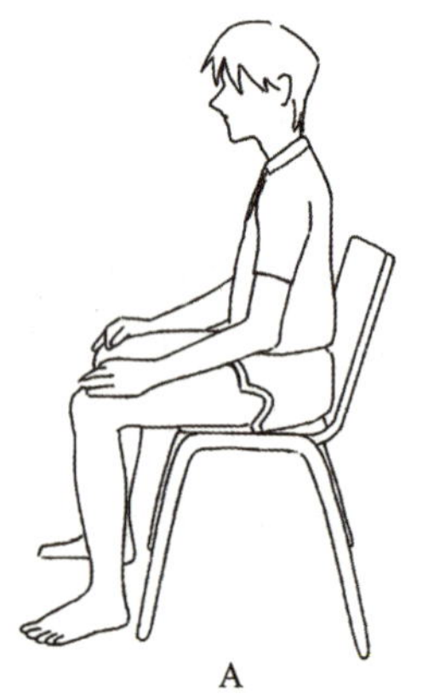
A

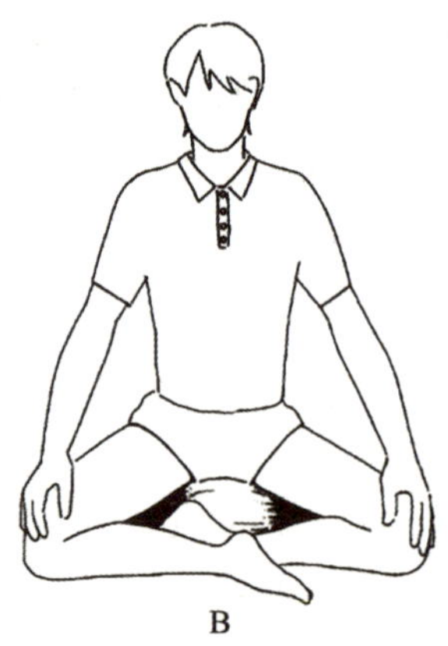
B

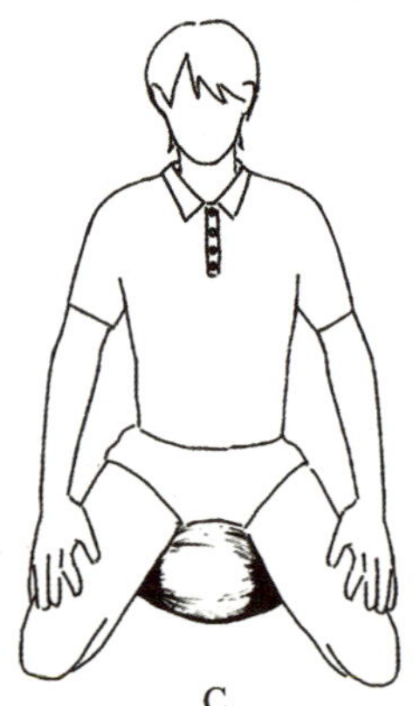
C

图 3 三种常用的坐姿

练习(大约 5 分钟):

● 找到一个轻松、舒适的位置,坐在椅子、地板或坐垫上。保持背部挺直,但不要太紧绷。

● 手放在自己感觉舒服的地方,舌头放在上颚或嘴里任何舒适的地方。

● 你可以注意到你的身体,从内心感受你的身体形状、重量和触觉。

● 让自己放松下来，并对你的身体感到好奇。

● 坐在这里，感受你身体的触觉、与地板的连接、与椅子的连接。

● 放松身体任何绷紧的地方，或任何紧张的感觉。只是呼吸，轻轻地、软软地呼吸。

● 现在开始调整你的呼吸。在你的身体中，感受呼吸的自然流动。

● 不需要刻意呼吸，不要太短、也不要太长，只是很自然地呼吸。

● 体会你的身体在哪里感受到你的呼吸，可能在你的腹部，可能在你的胸部或喉咙……或在你的鼻孔。

● 看看你是否能感受到呼吸的感觉，一次一口气，一口气结束后下一个呼吸开始。

● 现在，当你这样做时，你的思绪可能会开始“跑掉”，你可能会开始考虑其他的事情。

● 如果发生这种情况，这不是问题，这是很自然的。

● 只要注意到你的思绪已经“跑掉”了，你可以轻声地、温柔地在你的脑海中说“思绪”或“跑掉”，然后轻轻地将你的注意力重新转向呼吸。

● 现在我们默默地待在这里一段时间，只是很短的时间，注意我们的呼吸，感受我们的呼吸。

● 记得，当我们时不时陷入沉思时，要回到我们的呼吸。

● 看看你在这个过程中是否对你自己真的很友善、很真诚。

● 再一次，你可以注意到你的身体，感受你的整个身体坐在这里的感觉。

● 让自己更放松，然后给自己送一些感谢：今天做这个练习，无论对你意味着什么都不重要，重要的是今天为自己找到了一种安逸和幸福的感觉！

……

● 现在将响铃，等到你听不到铃声了，你可以慢慢地睁开你的双眼。

讨论(5分钟)：

邀请每位学员分享体验。辅导老师可以说：请问大家有什么感受？我们来简单地分享一下，从学员1开始吧。

下面是参加培训班学员体会分享精选。

学员1：我觉得这个练习好轻松啊，很放松，呼吸也不会那么紧张了，感觉非常舒服。

学员2:就是觉得非常轻松和放松,整个人有很舒服的感觉。

学员3:我和他们一样,感觉很轻松、很放松,也是非常舒服的感觉。

学员4:我感觉自己整个人都被带进去了,跟着老师的话在走,身体软绵绵的,非常舒服。

学员5:我也是一样,很舒服,整个人都沉浸在其中,没有什么其他的想法,能够很放松地去感受呼吸。

学员6:这个呼吸练习给我的感受就是很舒服、非常自由,感觉呼吸非常顺畅,自己的心情也变得好多了。

学员7:跟着老师的话走,我感觉自己压力变小了很多,心情也变得好多了。

学员8:我感觉好像在神游,注意力不是很集中,老想别的事情,注意力没放在这个上面,难以进入练习状态。

辅导老师:没关系的,这个是很正常的情况,很多时候我们脑子里就会不由自主地去想各种事情,这是很正常的。但是,记得每次走神的时候要把自己拉回到呼吸上来。

学员9:呼吸练习给我的感觉就是很坦然、轻松,整个人都处于放松的状态。

学员10:我的感觉也是和他们差不多吧,很舒服、很放松,能够感受自己的呼吸,蛮享受的。

学员11:我感觉跟快睡着了似的,像是那种神游的状态,但还是蛮轻松的。

辅导老师:大家在做这个练习的时候,如果感觉自己快睡着了的话,可以稍微往前坐一点,这么坐着就没那么容易睡着。

学员12:我也是,昨天晚上比较晚睡,听着这个练习时,一下子就放松下来了,舒服到差点睡着了。

建议课间休息10分钟。

现在,可以做一个练习,在脑海中想象吃东西。通过吃葡萄干练习(参见下面的文字框),你会发现,通过密切关注自己吃东西的动作,可以获得意想不到的效果。在今天的课程中,我们只需要做一次这个练习,但我们可以每天都重复练习。这个过程如同美食鉴赏。当你开始之后,我们也就正式进入了正念训练。

练习 2　吃葡萄干之正念体验

练习说明：你可以留出 20 分钟左右的时间，确保你一个人位于一个空间内，不受电话、家人、朋友的打扰。关闭手机，避免影响你的思绪。你需要准备几颗葡萄干（也可用其他小型果干或水果）。你还需要准备一支笔和一张练习记录纸，以便稍后记录你的反应。你需要做的是通过五官感觉（视觉、嗅觉、触觉、味觉、听觉）和第六感直觉（即想象力）去体验吃葡萄干过程带给你的所有感受。

下面这个练习加入了一些吃葡萄干过程的想象因素，还有吃葡萄干的 8 个步骤（带练习的时候，8 个步骤的主题也可以不说出来），建议每个步骤慢一点，每个环节可以用 20～30 秒的时间。

练习（大约 20 分钟）：

● 回到你的冥想姿势，闭上你的眼睛，进行一次或两次呼吸练习来放松自己。在你面前的这颗葡萄干，并不是奇迹般地出现在这里的。实际上，它有着悠久的历史。在我描述这个的时候，你可以想象葡萄的历史，随意地将它与你自己联系起来。

● 曾经，有人种植了葡萄籽。那颗葡萄籽开始发芽，并长成藤蔓。有土壤、阳光、雨水，或许还有肥料，有人照料它。葡萄藤不断地生长，最终结出葡萄。葡萄慢慢地长大，并成熟到准备被收获。然后有人来到葡萄园，摘下葡萄，制成葡萄干，用塑料袋包装好，装上卡车，然后开到超市，在那里你购买了葡萄干。

● 还有许多其他次要相关的内容……以及所有参与这个过程的人。有人照料它，有人收割它，有人开车运送它。我们不知道农民们生活和工作的情况，也许他们的生活相当困难。我们知道每个人都有自己的父母。他们的父母有父母，父母还有父母……每个人都穿着衣服，吃了无数食物。那些食物是从哪里来的？让你的思想漫游，想象问题的答案。例如，卡车是从哪里来的？石油、金属，以及塑料和玻璃是从哪里来的？卡车司机将葡萄干运输到市场的道路如何？谁铺上了水泥、柏油，并铺平了这些道路？让你的头脑考虑这些。把你还没有想到的，或者我没有说过的和这颗葡萄干联系起来。

● 现在注意你内心在发生什么？你此时感觉如何？对这个问题没有正确的或错误的答案，其实这就是正念练习非常重要的一点。我们所做的就是，在这个时刻找出对我们来说什么是真实的。你可能会感受到一些“感激”或“感恩”的感觉，或者你可能感到一些“悲伤”“困倦”或其他的感觉。只是察觉一下自己的感受，注意此时此刻在发生什么。

● 第 1 步拿起葡萄干：现在睁开双眼，慢慢地拿起一颗葡萄干（或者你选择的其他干果、水果等），将它放在手掌上，然后用手指轻轻地捏住。现在将注意力放在这颗葡萄干上，带着好奇的态度去认真地观察它，就好像你以前从未见到过葡萄干一样，是一个第一次手中拿到一颗葡萄干的小孩。感受一下它在你手掌中的重量，你可以用手指把它卷起来，你可以注意到它的形状和颜色，观察一下在光照下它在你的手掌中有没有映照出小小的阴影来。你可以寻找它是否有气味或声音。你是否可以好奇地看着葡萄干，感受一个孩子第一次获得葡萄干的体验……这就是正念。

● 第 2 步看着这颗葡萄干并欣赏它：现在，花一点时间再次认真地审视这颗葡萄干，想象你从未见过葡萄，也从未见过葡萄干，现在非常认真地、全神贯注地观看它，让你的目光滑过这颗小小的葡萄干的每一个部分，审视每一个凹陷、皱褶和凸起。

● 第 3 步轻柔地触摸它：用手指将这颗葡萄干翻转过来，探索它的纹理结构。现在，将它放在另一只手的拇指和食指之间，这时你手指的感觉怎么样？

● 第 4 步闻一闻：现在，将葡萄干放在一侧鼻孔下闻一闻，可以用力地吸一下气，吸气时你有什么发现？它是否有一些味道？充分感受一下这种味道。如果没有气味，或者气味很淡，也可以按照它的事实注意一下。

● 第 5 步放入嘴里：现在把葡萄干放在嘴边，注意你内心里是否想说：我想吃它！只是简单地意识到这种冲动。然后闭上你的眼睛，张开你的嘴，慢慢地将这颗葡萄干放入口中，注意你把它放到嘴巴里的过程，你的手掌和胳膊是如何实施这一动作的。然后，慢慢地、慢慢地将葡萄干放在嘴里，注意感受舌头包裹住它的动作。暂时先不要咀嚼，仅仅品味它在舌头上引发的感觉，持续 30 秒钟或者更长。

● 第 6 步嚼一下：当你准备好以后，有意识地咬一口，感受葡萄干和口腔内的所有变化。开始咀嚼，慢慢地，用你的意识去感受、感觉和品味；有很多可以探索的香味、形状、声音。还有唾液、你的牙齿和你的舌头确切地知道该怎么做。注意体会它释放的任何味道或气味。当牙齿咬着葡萄干时，注意感受它的变化，葡萄干的软硬度，被咬碎的过程。继续慢慢咀嚼，但暂时不要吞咽。体会每一次咀嚼过程中，你口腔内的感觉变化。

● 第 7 步咽下去：当脑海中出现吞咽这颗葡萄干的第一个念头时，你是否能感觉得到。在真正吞咽前，要全神贯注地体会这个欲望。想一想舌头为了吞咽都做了哪些准备。观察你是否能跟踪吞下葡萄干过程的感受。如果可以，吞咽时有意识地感受葡萄干慢慢进入胃部的过程。如果你没有一次吞下整颗葡萄干，那就有意识地第二次、第三次感受吞咽过程，直到完全咽下那颗葡萄干。注意体会吞咽完成后舌头的动作。

● 第 8 步回味感受：最后，用一点儿时间感受吃完葡萄干后的感觉。口腔中是否还有余味？嘴里没有了葡萄干，口腔的感受如何？是否有主动拿起另外一颗的想法或冲动？你可能会注意到你现在的想法。也许你正在比较这颗葡萄干和你上次吃的葡萄干，并且认为：“噢，这颗葡萄干不太好吃”，或者“噢，这颗葡萄干比上次吃的葡萄干更好吃”。也许你现在就想再吃一颗葡萄干。也许你会想：“嗯，这很愚蠢”，或者“这太有意思了！”实际上，任何事情都可能发生。当我们有一颗“留意”的心，一颗“正念”的心，我们只是简单地注意到它而已，我们只是开始察觉。当你吃完第一颗葡萄干时，记得要同样地吃第二颗葡萄干。当你吃完第二颗葡萄干时，记得体会你的整个身体当下的感觉。

● 现在，请你用一点儿时间将刚才练习中注意到的所有细节记录在脑海中。你可以带着正念继续吃葡萄干，在这个练习中，我们带着正念去体验吃葡萄干的感觉。如果时间允许，你可以花更多的时间去慢慢品味葡萄干或其他食物。

● 现在将响铃，当你听不到铃声了，你可以慢慢睁开双眼。

这个介绍性练习提供了一个很好的对正念进行体验式理解的过程。我们建议你使用葡萄干或任何简单易吃的水果来进行练习。也可以尝试用这种吃葡萄干的练习方法吃饭或吃其他食物。

讨论(10分钟):

邀请每位学员分享体验。

学员1:练习时跟着引导语走的过程感觉很放松,有点想睡觉。但是自己对于“吃”这个练习感受其实并没有那么深,觉得不符合自己平时吃东西的习惯和感受。

学员2:结束之后没什么感觉,觉得自己对这个“吃”没有太多的体会,可能是自己平时吃东西感觉不到这些。

学员3:这个练习我跟着老师的引导语走,慢慢地细细地品尝葡萄干,感觉葡萄干很好吃,吃完之后还在回味,还想要吃。同时,我也能很好地感觉到自己的这些想法。

辅导老师:你想睡觉也好、葡萄干很好吃也好,或吃起来没什么感觉也好,这些都是一种感受,都是你体验过后的想法和感觉。大家有什么其他的想法都可以分享,大家平时吃东西和这次练习吃东西的感觉有什么不一样也都可以分享。

学员4:吃下去甜甜的感觉,葡萄干含在嘴巴里就有口水分泌,我一直在咽口水,放在嘴里能感觉到清香,皮是酸的,肉是甜的,体验很深刻,感觉很好。

学员5:嚼的时候感觉葡萄干的皮嚼不断,但是又能感觉到葡萄干的肉是软的,自己也是有很想吃的感觉。

学员6:我觉得比平时吃东西更有慢慢体会的感觉,葡萄干的味道很纯,很好吃,比平时给我的感觉要深。

学员7:我觉得吃葡萄干就像人生一样,感觉现在的生活过得很快,但是我们的人生应该慢慢地品尝。

学员8:细嚼慢咽就觉得很好,平时吃东西都吃得太快了,都没有体验过这种感觉。

学员9:我一直跟着老师说的话在走,想象了一下自己在葡萄园里面一边摘葡萄一边吃,好幸福的感觉。

学员10:感觉葡萄干很好吃,也没有其他的感受,自己吃得太快了,老师还没说完我就吞下去了。

学员11:感觉自己平时吃东西很快,干什么事情都很快,这次慢慢吃的感觉很好,还是要慢下来。

学员12：这个吃葡萄干的练习，让我想到了把这些葡萄种出来的人，对那些种葡萄的人有很深的感受，一种感恩吧。

练习3　身体扫描之正念放松1

练习说明：尽可能找一个不被打扰的时间和地点，穿上宽松的衣服，坐着或平躺，感受身体的感觉，可以想象自己躺在湖边一把舒适的长椅上，或任何一个安静而美丽的自然环境中，让自己的身心得以放松。

练习（大约5分钟）：

● 坐在椅子或地板上，感觉舒适的状态，把注意力集中到自己的身体。

● 深呼吸几次，让自己更深度地放松，慢慢地吸气，呼气……感受呼吸的感觉。

● 几次深呼吸后，让你的呼吸恢复正常。

● 把注意力集中在你的双脚上，感受你的脚与地板接触的感觉，注意它们的重量、压力、沉重感、触感。

● 然后注意你的双腿的姿势，注意你的腿与椅子或地板接触的地方的感觉。再次，感受沉重、压力、触觉。

● 你也可以注意你的背部是如何靠在椅子上放松的，或者在没有靠背的空间如何保持着身体姿势。你注意到什么感觉了吗？

● 现在请将注意力转向你的腹部，在这个身体部位，我们经常会有很多紧张感，你有注意到任何紧张或紧缩感吗？

● 如果有这种感觉，试着放松，让你的肚子变得软软的。如果这样做有帮助，可以将呼吸带到腹部，带到感觉腹部紧缩的地方。

● 现在把注意力转移到你的双手。看一下你的双手是紧张或紧缩的，还是保持松软的？试着松软或放松你的双手。

● 此外，注意你的手臂，并关注手臂是如何放松的，放松的感受如何。

● 接下来，将注意力带到你的双侧肩膀上，你的肩膀是紧张还是放松呢？让它们放松下来。试着让你的双肩自然放下并松软它们，可以微微摆动，这样做可以帮助缓解紧张情绪，让你正常地呼吸。

● 现在把注意力带到你的咽喉和下颏，这是另一个很多人保持着紧张的部位。放松你的下颏,然后松弛你的脸部,让脸部肌肉放松……放松并慢慢呼吸。

- 然后,你可以注意到你的整个身体坐着的感觉。再花一到两分钟安静地扫描你的身体。
- 注意是否还有紧张的部位,如果有,请将这些部位放松一下。
- 注意身体感觉放松的那些部位。
- 当你感到非常放松时,只要你愿意,花多少时间享受这种感觉都可以。
- 现在将响铃,当你听不到铃声了,可以慢慢地、温柔地睁开你的眼睛。

讨论(10分钟):

邀请每位学员分享体验。

学员1:这个练习非常轻松和放松,觉得铃声响得太快了,还想多多体验,比呼吸体验那个更放松。

学员2:挺放松的,感觉到身体在一个很放松的状态,没有特别紧绷着的地方,非常的舒服。

学员3:感觉这个练习挺舒服的,很放松,但是就是感觉这个练习的时间有点短,还想再多体验一会儿。

学员4:我的话,真的就是跟着老师说的在做,觉得身体每个地方都很放松,我平时睡觉太紧张了,全身紧绷,但是这次就非常的放松。

学员5:我觉得非常的舒服,感觉像是睡着了一样,但还是能跟着老师的引导语走,就是感觉眼睛一睁开,脑子就很清醒。

学员6:感觉身体很轻松,觉得和正念呼吸冥想那个练习差不多,一个是身体上很舒服,一个是心理上很舒服,都很让人舒服的感觉。

学员7:这一次练习非常的好,觉得闭上眼睛之后能听到自己心跳的声音,呼气的时候觉得脑子很轻松,没有压力。

学员8:感觉就是很想睡觉,很困,只要闭上眼睛很快就会打瞌睡,听着听着就睡着了。

学员9:我感觉很舒服,很放松,我平时睡觉的时候总是很绷紧,但是这次身体就很放松。

学员10:自己也没有去想其他事情,全身心投入在这个练习里面,沉浸在这个练习里面,很放松。

学员11:前面那次练习感觉心根本静不下来,总是想别的事情,会睁开眼睛,没有静下来吧。这一次练习我就有一点放松的感觉,但有时还是静不下心来。

练习 4　渴求反应之正念冥想

练习(大约 5 分钟):

● 找到一个舒适的位置,花点时间觉察你在渴求时的想法。

● 是什么穿过你的脑海?如果你允许这些渴求想法存在会怎样呢?

● 试着体验对烟、酒或毒品等成瘾物质或电子产品、赌博等成瘾行为的任何渴求想法和感受,就像它们来了,此刻无须试图逃离它们。

● 在你的脑海里或者笔记本上,列出这些想法,并思考我们回应渴求的一些常见方式。

● 在你的脑海中列出与渴求相关的想法,探索若选择做相反的事情,会怎么样。

● 你可以问自己:(1)渴求会让自己陷入困境吗?(2)如何应对与渴求相关的想法呢?

● 注意是否能找到对你有帮助的答案。例如,做些与平时不一样的事情,或给予相反的回应会更合适吗?你可以将它们记录在脑海里,或者方便时用笔记本记录对渴求的反应。

● 例子 1

想法是:我现在需要的是一颗毒品或一杯饮料。平常的反应是:我吸毒是为了摆脱毒瘾。相反的选择是:我会承认这只是一种渴求或一种心瘾并选择不吸毒。

● 我会以自己的价值观做一些事情。例如:打电话给亲人;打扫卫生;运动一下。

● 在这种情况下,哪种反应会更好呢?

● 记住,我们要认识到渴求只是渴求而已,它会来也会去,我们只需做符合自己的价值观的事情。

● 例子 2

想法是:我不应该屈服于这种渴求,我也是脆弱的。平常的反应是:我会抽根烟来舒缓罪恶感。相反的选择是:我会承认我正在戒烟,我要选择做正确的、有意义的事情。

- 戒烟很难——我只是个人——但我可以选择不吸烟。
- 在这种情况下，哪种反应会更好呢？承认戒烟很困难并选择不吸烟，或承认戒毒、戒赌很困难并选择不吸毒、不赌博。
- 例子 3

当自己感到工作压力大时，可能会对吃甜食有更多渴求，甜食让自己短暂的感觉好些。然而，压力越来越大，甜食吃得越来越多，就可能产生压力性肥胖。当我们意识到这并不能解决我们的压力源，而只会进一步增加压力，我们可以想其他办法面对压力，如向好友倾诉，更好地管理时间，运动减压等。

- 记得，当渴求来临时，我们去接受它来了，把它仅仅作为一种渴求，我们放平心态去体验它，选择去做自己认为有价值的事情。
- 现在将响铃，当你听不到铃声了，可以睁开眼睛。

讨论(10 分钟)：

邀请每位学员分享体验。

学员 1：我自己觉得，海洛因不去玩就会很难受，只要停止就会很不舒服，这就是我瘾上来时的感觉。

学员 2：我瘾上来的时候一般都是和家里面的人吵架，比如和老公吵架，就会很想去外面，心情不好就非常想去玩这个(毒品)。

学员 3：我就是心情非常好的时候想去玩这个东西(毒品)，心情不好的时候也想去玩它。

学员 4：我其实还好吧，感觉没什么瘾，就是想玩的时候玩一下。但是停下来就难受一下。

学员 5：我觉得自己像是养成了这种习惯，玩这个东西就像是每天刷牙洗脸一样，一天没做就会去记着做。

学员 6：我就觉得自己无聊、没什么事情做或者心情不好的时候会很想去玩。

学员 7：我一般是在自己心情烦躁的时候容易玩这个东西，但是玩了之后心情也不会好很多。

学员 8：我就是喜欢打牌，特别是输钱的时候就会想不明白怎么这么背，然后继续去玩这个，感觉自己赌博的瘾比吸毒的瘾还要大。

学员 9：我酒量很差但是总有朋友喊我去喝酒，每次喝酒想醒酒的时候就会玩这个，之后就会清醒一点。

学员 10：我感觉我吸毒没有什么瘾，但是烟瘾比较大，抽了 20 年，现在还是想吸烟。

学员 11：我也和其他很多人一样，自己无聊的时候才会想去玩这个，平时都没有这个想法。

学员 12：我也觉得自己毒瘾没有多大，不会怎么想去吸了，但是烟瘾很大，我家里面一家人都吸烟的，烟瘾还是很重的。

三、第一周课程讲义

概念解释

什么是正念？

正念是指我们有意识地去关注此时此刻的经验，是以一种开放的、好奇的、愿意与现状相处的心态去关注我们的体验。当我们这样做时，就不会在日常生活中对我们的思想、情绪和身体感觉做出过度的反应，而是开始更好地理解我们的身体和思想。我们的生活将会有更多空间或选择。正念并不是感觉某个特定的状态，或者具有某种特定的经验。通过正念练习，我们可以培养出一种特质，这种特质就是无论发生什么事情都能使身心处于当下。这将有助于我们在生活中获得更多的安宁、舒适和心理平衡，从意识到我们的呼吸开始，并且每个星期都将越来越多地意识到我们的所有体验，包括声音、身体感觉、情绪、思想和精神状态的体验。

练　习

正念练习 1：呼吸冥想

正念呼吸是我们最基本的练习。寻找你身体中任何最能感受到呼吸的部位，通常是腹部、胸部或鼻腔。通过你选择的身体部位去感受呼吸的感觉。每次注意一次呼吸。当一次呼吸结束时，注意下一次呼吸开始。尽量保持专注于你的呼吸。通常你的思想会徘徊到其他的事情上。发生这种情况时，你可以将其标记为“思考”或“走神”，然后轻柔地将注意力转回你的呼吸。一次又一次地这样做。如果你很难专注于呼吸，你可以选择专注于另一个中性的物体，比如你周围的声音。我们将呼吸或声音（如果你不使用呼吸）称为我们的“锚点”或“支柱”。

正念练习 2：进食冥想

你可以从两个角度探索进食冥想。

（1）你可以反思你正在吃的食物的历史，包括什么人、哪些要素，其他什么因素和条件，才能将食物送到你的盘子里。

（2）缓慢地咀嚼食物，注意你口中所注意到的一切，包括口感、质地、声音和香味。还要注意你脑海中正在发生什么。保持身心处于此时此刻容易吗？你是否将这种食物与其他食物做比较？是否立即想要吃更多的食物？只需要去注意你感受到的内容。

家庭作业

家庭作业：每日练习

（1）每日练习 5～10 分钟的呼吸冥想或身体扫描，可以听录音。尽量每天坚持练习，早上、晚上或睡觉前都可以。尝试在一天中最佳的时间（即大脑最清醒的时候）练习。你还将尝试感受呼吸的最佳身体部位：腹部、胸部或鼻腔。

（2）将进食冥想融入你的生活。止语、安静地吃整顿饭，或者任何一餐的前几口。

四、第一周练习记录

正式练习

本周至少进行六次呼吸练习或身体扫描。不要期望从这种练习中感受到任何特别的东西。反之，试着不要对它有所期望，只是让你的体验成为你的体验。每次进行呼吸练习或身体扫描时，在下面表格上做记录。在评论栏中，写几句话来提醒你对特定身体扫描的印象：出现了什么，感觉如何，你在身体感觉、情绪、想法等方面注意到了什么。重要的是练习后立即记录下来，因为时间久了很难清楚地回忆。请将正式练习记录在下面的正式练习日志中。

正式练习记录表

正式练习内容与时间	正式练习评论
例如：身体扫描，5 分钟。	我感觉自己做完身体扫描后很放松，这种感觉类似于释放的感觉，呼吸更深更平稳，紧张感得到了一定程度的释放。我以前老是走神，练习的时候还是会走神，想一些其他的事情，但是我可以把注意力拉回到对身体感觉的关注上，不那么飘忽不定了。
第 1 天	
第 2 天	
第 3 天	
第 4 天	
第 5 天	
第 6 天	
第 7 天	

非正式练习

非正式练习：这周的每一天，看看你是否可以将正念意识带入一些其他常规活动，例如，洗碗、排队等候、参加无聊的会议、从汽车走到办公室。记住葡萄干练习，你也可以以此为契机，在饮食方面注意质地、气味、味道、触觉等带来的正念意识。每晚睡前，看看你是否能回忆起至少一个“简单的正念意识”例子，并将其记录在下面的非正式练习日志中。

非正式练习记录表

当时情况如何？你在哪里？和谁在一起？你在做什么？	在你决定正念体验之前，你注意到了什么想法和感觉？	当你有意识地做这件事时，你注意到了什么想法和感觉？	你从中学到了什么？	当你写下这些内容时，注意到了什么想法和感觉？
例如：一家人吃了晚饭后，独自一人在洗碗。	我感觉很匆忙，肩膀和胃都绷紧了，想着："今晚有这么多碗要洗！"	我感觉到了手上的温水，享受着看着碗闪闪发光的感觉，时间仿佛静止了片刻。	关注身体感觉，将我带入此时此地，无聊的任务变得更加有趣、有体验感。	感受着我坐的椅子的支撑，感受着笔的触感，感谢漫长的一天结束了。
第 1 天				
第 2 天				
第 3 天				
第 4 天				
第 5 天				
第 6 天				
第 7 天				

第二周　为渴求留出空间

忍一时风平浪静，退一步雨过天晴。

——《增广贤文》

这里的“退”，指的是留出空间，淡出繁华，彻底地做一个旁观者去领悟生命的繁芜，荡涤心灵。退其实是向前：农夫插秧，是边插边后退的。正因为他能够往后退，所以才能把稻秧全部插好。插秧时的退步，正是工作向前推进。退一步，为渴求留出空间，才能更好地淡化渴求，从而减少复吸风险。

一、第二周课程准备

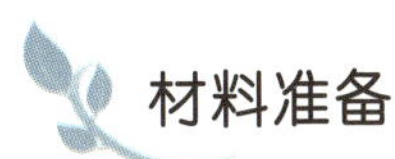

材料准备

(1)第二周课程内容提纲；

(2)第二周讲义；

(3)练习记录——正式练习；

(4)练习记录——非正式练习；

(5)写字板与笔；

(6)钟表；

(7)铃铛；

(8)练习音频。

课程安排(2 小时/120 分钟)

(1)回顾练习:正念呼吸(练习 5 分钟+分享体验 10 分钟);
(2)回顾第一次课程(5 分钟);
(3)应对渴求(20 分钟);
(4)练习 5:应对渴求之正念冥想 1(练习 5 分钟+分享体验 10 分钟);
(5)正念冥想练习的障碍(5 分钟);
(6)课间休息(10 分钟);
(7)练习 6:正念行走(练习 5 分钟+分享体验 10 分钟);
(8)练习 7:STOP/暂停练习(练习 5 分钟+分享体验 10 分钟);
(9)练习 8:身体扫描之正念放松 2(10 分钟+分享体验 10 分钟);
(10)总结本周课程并简单介绍下一周课程;
(11)回顾练习:正念呼吸冥想;
(12)回顾第一周课程内容,包括成瘾与渴求、正念的定义与科学性、自动导航思维。第一周课程的练习包括正念呼吸冥想、吃葡萄干之正念体验、身体扫描之正念放松 1、渴求反应之正念冥想 1。

二、第二周课程简介

❖ 应对渴求(20 分钟)

1. 控制渴求很难

尽管渴求普遍存在,但实际上有效管理渴求并非易事。下文将阐述四个常见的难以戒除成瘾行为的原因,以便更好地理解是哪些因素阻碍了人们迈出戒除成瘾行为的第一步。

原因 1:担心在管理渴求中遭遇失败。许多人在管理渴求遭遇困境时,可能会将困境与自身的负面特质关联起来。然而实际上,几乎每个人都有难以控制渴求的经历,这是普遍现象。管理渴求是一个可通过学习逐步掌握的过程,只是可能需要多次尝试才能取得实质性的进展。

原因2:害怕无法应对自身的渴求。这是戒毒复吸过程中常见的阻碍因素。许多人可能会担忧一旦戒断毒品,将无法妥善应对和管理自身的渴求,从而导致可怕的后果。例如,有些人可能会产生这样的想法:"如果我不吸毒,我可能会疯掉;如果我不屈服于渴求,我就无法应对焦虑。"尽管此类想法十分常见,但值得庆幸的是,许多人可以成功地学会管理渴求,且不产生任何消极后果。许多人无须通过吸毒来应对焦虑,而且即便坚持不吸毒也不会精神失常。渴求是正常的心理现象,它们其实不会对个体的生活产生消极的、支配性的影响。

原因3:不知如何戒除成瘾行为。成瘾是一个逐渐发展的过程,是在较长时间中不知不觉形成的,个体不会在一两天之内就陷入成瘾状态,然而人们总是期望立刻戒除成瘾行为。需要明确的是,成功地学会管理渴求并戒除成瘾行为,同样需要较长的时间和很大的努力,尽管未必需要和形成成瘾一样长的时间,但个体的确需要时间逐步学习戒除成瘾行为和更有效的管理渴求的方法。

原因4:难以将自己视为一个不会成瘾的人。由于已经成瘾多年,"成瘾"成了很多个体定义自己的一种方式,个体自我认同为烟、酒或毒品成瘾者。改变这一根深蒂固的观念很难,本书后续几周的内容将对这一重要议题展开讨论,帮助个体从全新视角审视自身,不再被成瘾定义。

2. 改变对渴求的认识

对于渴求的认知误区也会进一步阻碍个体管理渴求、戒除成瘾行为,以下是五个关于管理渴求的常见误区。澄清误区有助于个体戒除成瘾行为。

误区1:屈服于渴求会减轻压力

尽管屈服于渴求会给个体带来短暂的轻松感和愉悦感,但实际上这种做法并未解决压力源,反而可能会进一步增大压力。在一时的解脱之后,许多个体可能会因为他们的行为与自己真正重要的价值观和目标不一致而陷入自责。研究显示,有成瘾行为的人(如吸烟、饮酒、吸毒、赌博等)比那些无成瘾行为的人更容易感受到压力,而戒除成瘾行为的人比那些不戒除成瘾行为的人压力更小。也就是说,与无烟酒等嗜好的人相比,吸烟、饮酒、吸毒、赌博成瘾的人其实感受到更多压力,更容易出现情绪问题。因此，屈服于渴求，去做吸烟、饮酒、吸毒、赌博等成瘾行为并不是有效的压力管理方式。本书将探讨具有替代性、更有益、更健康的管理压力方式。

误区 2:管理渴求完全依赖意志力

目前很多成瘾者存在这样一种观念，即只要更努力地控制渴求，最终能战胜渴求。这种观念致使个体常常将失败归咎于自身缺乏意志力，认为自己注定会反复做出相同的错误决定。尽管努力管理渴求并没有错，但实际上，管理渴求与个体意志力或性格的其他方面并无关系。这种观念的产生源于错误的渴求管理方式，即将渴求视为敌人，从而持续与渴求斗争抗衡。本书将提供一种新的方法，帮助个体学会体验渴求，甚至拥抱渴求，从而基于自己的价值观(重要的事情)作出决定，不再受渴求所支配。

误区 3:出现渴求意味着我们需求渴求之事物

产生物质成瘾后，大脑会不断向个体传达这样的信息："你需要成瘾物质！如果你无法获得成瘾物质，将会出现可怕的后果。"然而事实是，个体并不需要依赖毒品、酒精等成瘾物质才得以获得愉悦感，甚至是生存和发展。只不过处于成瘾状态让个体信服于这一错误的观点。

误区 4:我们理应能控制自身的渴求

长期以来，我们一直被灌输这样一种观念：我们能控制我们的思想，包括渴求。然而这说起来容易，做起来相当难。当个体试图控制特定的想法时，往往会发现自己愈发地被这一想法围绕。试想，如果告诉你不要去想美丽的日落，尽量将这一想法排除在脑外，那么会产生什么样的结果呢？对于大多数人而言，一旦告诉自己不能拥有某个想法，那个想法反而难以摆脱。告诉自己不要吸毒，不要吸烟，不要喝酒，不要有那种渴求，渴求往往变得更强烈。这就是试图控制渴求的问题所在。

误区 5:消除渴求才能向前迈进和改变生活。

需要再次强调的是，和其他思想和情感一样，渴求是日常生活中的正常组成部分，人们无法消除生活中的所有渴求。管理渴求的目标是降低渴求发生的频率和程度，而非消除渴求。试想一下，如果个体完全丧失了渴求，结果会是怎么样？举个例子，如果对食物没有任何渴求，个体可能会忘记进食，从而导致严重后果。因此，我们不想让渴求主导一切，但也不能完全消除渴求。庆幸的是,拥有渴求并不意味着必须为之行动,我们的生活不必被渴求支配。本书将帮助个体认识到自己有选择的自由,即便在渴求面前,仍然可以向前迈进,选择更健康的生活。一旦接纳了渴求在生活中存在的事实,为渴求留出空间,个体就可以将注意力转向对自己而言重要的事物,意识到自己拥有选择的自由,进而为做出的选择付诸行动,从而拥有更美好的生活。这正是本书所倡导的基于正念的方法。

3. 管理渴求

学会管理渴求是克服成瘾的关键。尽管个体无法控制渴求的产生,但当渴求出现时,我们可以自主选择应对方式。在渴求和行动之间,个体可以做出重要而更有意义的选择。

通过本书中学到的新方法,个体将:①学会不对令人不愉快的想法、情感、感受以及它们引发的渴求采取行动,而是将它们作为想法、情感、感受和渴求本身去体验。例如,毒品渴求来了,只视为"哦,毒瘾来了,它一会儿就会离开";②明白渴求并不必然导致行动,从而不再与渴求作斗争;③提升能力,实现那些一直受渴求驱动的习惯所阻挠的重要目标。

在学习渴求管理方法之前,遵循以下基本原则是成功的前提。

原则一:在学习的旅程中宽待自己。对大多数个体而言,在学会成功地管理渴求之前,可能需要多次尝试才能找到合适的方式。但所做的每一次尝试,即使不成功,也是重要的学习经验。没有所谓的"失败"的尝试,不要把自己困在"我失败了"的想法中,以至于对每一次尝试的价值视而不见。当个体了解自身渴求的触发因素后,会知道哪些管理策略合适,哪些帮助不大。如果发现某种方法不适合,就尝试新的方法。

原则二:明白对于管理渴求产生复杂情绪是正常的。在努力戒除成瘾行为的过程中,出现复杂、矛盾的情绪,这是正常的。对于个体而言,毒品、酒精或烟草一方面在很长一段时间内给他们带来了慰藉,另一方面又对他们的生活造成了破坏。因此,个体可能既希望戒除成瘾行为,同时又对所需做出的改变感到焦虑或悲伤。但矛盾的情感并不意味着个体无法戒除成瘾行为,重要的是个体需要诚实地面对自己的感受。

原则三:自己做出学习管理渴求以戒除成瘾行为的决定。除非自身具有意愿,否则其他人没法强迫他戒除成瘾行为。在戒除成瘾行为的过程中，个体的动机强度不可避免地会有波动起伏。这种起伏可能从一天变化到另一天，甚至可能从一个小时波动到另一个小时，甚至从一刻钟变化到另一刻钟。戒除成瘾行为的决心非常重要。因此，本书将提供一些保持动力和决心的策略。

正如前面提到的，在追寻以价值观为导向的生活道路上，个体将不可避免地遇到困难和阻碍。重要的是，个体面对这些阻碍时会怎么做。选择识别、认清我们的思想、情感和身体感觉，并为它们留出空间，这就是一种“意愿（willingness）”，是积极为所有内在事件和渴求留出空间，并选择依据自己的价值观选择行动的过程。

依据“意愿”行动是管理渴求的一个强大的工具，它能让个体过上有价值、有意义的生活。它意味着不管我们的大脑告诉我们什么，我们都选择看清渴求的本质——仅仅是思想、情感、感觉、记忆。我们大脑可能会编织出各种恐怖的故事，告诉我们如果不控制渴求会出现可怕的后果。但随着时间的推移，预测的可怕结果可能并不会出现。依据“意愿”行动是一种选择——选择培养适应逆境或非有利情况的能力，从而朝着以价值观为导向的生活迈进。

依据“意愿”行动包括个体认清自身无法控制的事物（思想、情绪、感觉、渴求），并将自身的努力和精力投入能够控制的事物上（自己的言行举止）。就本书而言，“意愿”并不是一种人格特征、一种让自己承受痛苦的受虐倾向，也不是为了让渴求消失，而喜欢、容忍、想要、认同、顺从或忍受渴求。“意愿”是一种行动，一种当渴求的想法和感受出现时，出于想过有价值的、无毒的生活，而选择做出的行动。

在日常生活的各种场合中，我们都在依据“意愿”行动。我们经常面对一些我们不想做或不喜欢的任务，这些任务不会给我们带来良好的感觉，但我们还是选择去做了，因为这些任务的背后有我们关心、重视的事情。这就是依据“意愿”行动。例如，一位母亲可能常常抱怨做饭的辛苦，特别是饭后的清洁工作，然而，她还是几乎每天都做饭，这是因为她希望自己的孩子每天至少能吃上一顿温暖、健康的家常饭。在面对渴求时，依据“意愿”行动就是选择接纳渴求的力量，并做出以价值观为导向的行为。

越来越多的研究支持，无论我们的想法和感受是什么，接纳内在体验和依据“愿意”行动能使个体的心理更具功能性。研究发现，正念练习和正念艺术干预能让人们对生活更满意，减轻个体对疼痛的感受，缓解焦虑或抑郁情绪[28－31]。带着“正念”，依据“意愿”而行动并不容易，这需要反复练习和实践。当个体面对困难和渴求时，长期坚持以价值观为导向的行动便会获益。

4. 面对渴求

向内在世界敞开并温和地接纳渴求，就是一种依据“意愿”体验渴求的行动，它为个体行动提供了新的选择。愿意体验和接纳渴求是改变成瘾行为以及个体与成瘾物质之间关系的关键。在本书遵循的靶向渴求之正念干预框架下，识别出自己正处于可能引发渴求的情境中十分重要，并运用本书所提到的应对渴求之工具。

当个体刚刚开始改变应对渴求的方式时，练习逐渐适应渴求会有所帮助，因为若想要不再屈服于渴求，就必须习惯于拥抱渴求。渴求是正常的，每个人或多或少都会有渴求。不妨为它们留出空间，如果可能的话，甚至和它们交个朋友。接下来的练习是帮助个体依据“意愿”行动，使其愿意面对渴求。在渴求出现时，使用新工具面对渴求，并不能让渴求消失，但会让它更可控。

5. 愿意面对渴求训练

训练说明：找一个不被打扰的时间。

拿一张纸，在正面写下你确定的一些价值观。在反面写下内部的各种障碍——毒瘾相关的思想和感觉。当我们选择过上有价值的生活，选择充满活力和有意义的生活，我们选择行动，愿意并保留这张纸的两面！看看我们在面对渴求方面的意愿如何？

你选择什么？你是否选择你的新生活，摆脱对毒品的渴求，或者是否愿意或有勇气保留这张纸的两面？如果你选择保留这张纸，我们建议你将其折叠并将它放在你的钱包或其他你可以轻松找到它的地方。它提醒你的选择和这些选择的成本。每次复习时，问问自己有多愿意看看这张纸的两面。在困难的时候，拿出你的纸看看它的两面。它将帮助你找到那个你选择的、有意义的、有价值观的新生活。

练习5　应对渴求之正念冥想1

练习(5分钟)：

● 找一个舒适且不会被打扰的地方，坐在椅子或地板上舒适的位置，慢慢闭上眼睛或者凝视前方，轻轻引导自己把注意力集中到呼吸上。注意自然呼吸的感觉，胸部和腹部的节奏。只是注意呼吸，而不尝试让它变得更快或更慢、更深或更浅，感受吸气和呼气时空气进和出的感觉。

● 现在，慢慢想象你在附近的公园里度过一个愉快的下午。你正在愉快的散步，注意到周围缓缓流淌的河流那美妙的声音和大自然的气味，花点时间把这一切都吸进身体。

● 现在，你站在河流边，想象这条河代表了你所有的心理内容，你所有的想法、感觉、渴求，以及所有你一直在挣扎的事情。你可以通过不同的方式联系你的心理内容或心理活动。

● 让我们探讨其中的一些吧。有时你可能会迷失其中，这可能就像坠入河流，让它带你进入未知的土地，体验落入河中并顺流而下的感觉，把你带到未知的地方。这可能很容易做到，因为你只要让河流载着你，随波逐流。然而它可能非常可怕，因为你可能会发现自己到了并不是自己真正想去的地方。每次你掉进去并被带到某个地方，你必须找到回去的路，这可能会让你精疲力尽。请注意所有的这些感觉，现在将此与你释放渴求的方式进行比较，感觉和想法会带你去任何它们想去的地方，这不是你的意愿或你愿意接受的，这是认命，是投降。

● 另一种接触心理内容的方法是努力阻止它或摆脱它，或为它留出空间。想象一下，你自己又在河流里。这次你坚定地站在水中，试图挡住水流，试着不让水流过，不让它绕过你流下去。感觉如何？这也可能很累，很累……如果你放松，哪怕只是一秒钟，你就会被水流带走。注意运用这种心理方法时你的身体感觉。注意你的呼吸如何改变以适应这种情况，以及你的肌肉感觉有多僵硬和紧张。将此与如何难以抗拒对毒品、烟、酒的渴求斗争进行比较。

● 但是，还有一种方式联系你的心理内容——你的感受、想法和渴求——没有挣扎或被带走。想象一下，你现在坐在一个码头上，你脱下鞋子和袜子，轻轻地将你的脚浸入凉爽的河水中。注意水凉凉的感觉，注意水从你的脚边流走，体验你现在的感受，不试图以任何方式改变它。起初，你可能会感觉水有点冷，渐渐地，那种不舒服的感觉就淡了。现在，你已经慢慢习惯，不再感受到那种感觉。

● 现在，请观察你的身体、你的呼吸、你的肌肉。在这个位置，你的手是自由的，可以为所欲为，你可以看到鸟儿在天空飞翔，听到周围的声音，闻到周围的水与泥土的气味，感受皮肤上的温度变化。

● 渴求及相关的想法与感受，就如坐在码头并将脚浸入凉爽的水中。有时，你处理心理问题的旧方法可能会重新出现，你可能会发现自己开始准备战斗，可能随着河水而流动或被它带走。当这种情况发生时，提醒自己，你现在有一个新的方式、新的选择：你可以选择从水里出来，坐在码头上，心甘情愿地把你的脚放在水里。

● 花点时间体验这种联系你内心活动的新方式。你也可以对自己说：

①我不能改变容貌，但可以展现笑容；

②我不能改变天气，但可以改变心情；

③我不能改变风向，但可以改变风帆；

④我不能改变过去，但可以把握当下；

⑤我不能预知明天，但可以活好今天；

⑥我不能控制他人，但可以掌控自己；

⑦我不能样样顺利，但可以事事尽力；

⑧我不能控制毒瘾、烟瘾……，但可以接纳它，为它留出空间；

⑨我不能决定生命的长度，但可以创造生命的宽度和厚度。

● 现在将响铃，等到你听不到铃声了，可以慢慢睁开眼睛。

讨论(10 分钟)：

邀请每位学员分享体验。

学员 1：这个练习非常好，我觉得自己全身都很放松，非常的舒服，感觉自己可以很好地去应对这个(渴求/毒瘾)了。

学员 2：我感觉这个练习挺好，主要是自己比较困很想睡觉，但还是能听到老师在说什么，也能感受到自己心瘾来的时候如何应对了。

学员 3：开始还是有点走神，进入不了状态，但是后面慢慢地拉回来了，感觉很好。

学员4:我还是因为昨天晚上没有休息好,很困,进入不了状态。总是走神,想睡觉。

学员5:觉得自己可以带入这个状态,也可以很好地去面对这些,感觉很放松。

学员6:当老师提到河水的时候,我真的感觉到河水冲到脚上那种很舒服的感觉,能够感受到自己沉浸在这里,非常放松。

学员7:感觉很放松,相比之前的练习,这次可以通过想象,进入这种状态里。

学员8:我觉得这个练习很让我放松,很能投入其中,和之前一样,很舒服的感觉。

学员9:感觉自己回到了小时候的河里面,想到了河里的鱼,好大一只追着我咬,走神比较多。

学员10:老师,我刚刚肚子不舒服,受到影响,心情很烦躁,没怎么听进去,所以没什么特别的感受。

学员11:我感觉通过几次练习,自己能够更加专注地进入这种练习状态,变得越来越好,这次也非常好。

学员12:我感觉面对这种东西(渴求)自己变得很放松了,也能跟着老师的引导语进入状态,通过这种想象也很棒。

正念冥想练习的障碍(5分钟)

正念冥想练习中可能出现的两个常见挑战或障碍:困倦和烦躁不安。和它们待在一起:你能感觉到它们在你体内吗?你身体内的困倦或烦躁不安是一种什么样的感觉?你能否带着正念去察觉这些障碍,而不是把它们当作一个问题?其他建议:如果困了,睁开眼睛,站起来,带来一些能量。尝试一些行走冥想。如果不安,请扩大你的察觉,包括对声音的察觉,放松你的身体。或相反,尝试更加集中注意力,有时这有助于缓解烦躁不安(2分钟)。与每位学员交流练习过程中的障碍(3分钟)。

练习6　正念行走

练习说明:找一个不被打扰的时间,在室内或室外找到一个可以走十到十五步的地方。这个地方将是你的步行道。首先闭上眼睛几分钟,然后感觉一下你的身体站在那里。当你的脚接触地面时，注意你身体的重量。然后开始来回移动你的身体重心，从一只脚移到另外一只脚。你感觉怎么样呢？你的身体可能会有很多不同的、变化的感觉，包括：肌肉运动、压力、体重、沉重感、轻盈感。当你迈出一步时，你会察觉到类似的感觉。

练习(5 分钟)：

- 请找到一个不被打扰的空间。如果可以，请脱鞋，让自己更好的感受脚与地板接触的感觉。
- 在行走前，可以先做几次深呼吸……让自己的身心处于当下。
- 现在，请将你的注意力放在双脚上，感受双脚着地的感觉，感受双脚的承重感、压力感，以及双脚与地面接触的感觉。
- 现在，请轻微抬起你的右脚，感受左脚的感觉，左脚的承重感、压力感、触觉，你可以花 30 秒或更长的时间去感受。
- 现在，请轻微抬起你的左脚，感受右脚的感觉，右脚的承重感、压力感、触觉，花点时间去感受。
- 现在，请双脚同样力度地着地，感受双脚着地的感觉，感受双脚的承重感、压力感、双脚与地面接触的感觉。
- 现在，如果你准备好了，请迈出一步，让你的注意力尽可能紧密地和你的脚、腿的感觉联系起来。
- 现在，开始在这条路径中来回走动。
- 你可以以正常速度行走，你也可以尝试较慢的步伐。
- 你甚至可以以非常慢的速度来回行走。注意抬脚的感觉，着地的感觉，膝关节的活动，脚、小腿、大腿的感觉，行走时呼吸的感觉。也可以尝试将行走与呼吸联系起来。例如，吸气，抬脚……呼气，脚着地……
- 重要的是察觉你的步伐和你身体的关联，寻找到合适的行走速度，这个速度是你最容易带着正念去察觉到的步伐速度。
- 当你到达路径的一端时，停下片刻，察觉自己站立不动时的感受。
- 你注意到了什么？
- 然后转向，感受到这种变化带来的感觉。
- 再次走路，试着去察觉你能感受到的所有感觉。
- 当你的思绪徘徊并漂移到其他地方时，只需做一点，就像你在呼吸冥想中所做的那样，将你徘徊的思绪拉回到体会你走路的感觉。

- 你可以做5～10分钟练习，如果你愿意，也可以练习更长时间。
- 如果有机会，在大自然中做这个练习更好。
- 现在将响铃，等到你听不到铃声了，你可以慢慢地睁开你的双眼。

讨论(10分钟)：

邀请每位学员分享体验。以下是培训班学员分享的体验精选：

学员1：我觉得这个练习很像小孩子一步一个脚印走，感觉很奇怪、很幼稚，不喜欢这种“走”的练习。

学员2：我就是心里一直想着向前走，想走得更快一点，不喜欢慢慢地走，走路慢心也静不下来。

学员3：我在走的时候可能是因为穿着鞋子，对于脚的行走这种感觉不怎么好。

学员4：我觉得这个就是简单地走走路，没有对脚的感受，也没什么其他特别的感受。

学员5：我在想要不要闭上眼睛走，但是闭上眼就会越走越偏，不过还是能感受到脚的行走，感觉很好。

学员6：我也感觉就和普通的走路一样，没有什么特别的感觉，就是走着累，还是喜欢坐着的练习。

学员7：我一直都是走得比较着急的，不能静下心慢慢走，不习惯这种。

学员8：就觉得很放松吧，像是在慢慢地散步一样，以后自己走路的时候可以多这样走走。

学员9：我不是很想这么走，不喜欢动的练习，喜欢静静地坐着的练习，感觉这个练习不太适合我。

学员10：我对这个练习的感受还是蛮好的，可以感觉到运动的样子，但是穿着鞋子走起来还是没有坐着的时候放松。

学员11：我也不是很想走，感觉走路这种练习没什么舒服的感觉，还是呼吸练习和身体扫描让我感觉更舒服。

学员12：我感觉自己很想坐下来休息，身体很累不想走，走着走着就会比较烦躁，很不喜欢这种练习。

练习 7 STOP/暂停练习

你可能在一天当中有很多次无法意识到你内在的变化。花几分钟暂时停下来，深呼吸，并观察发生了什么——包括你自己的思想、情感和感觉，让自己可以重新与你的体验建立连接，然后继续做之前的事情，你会发现更能集中注意力，更能选择健康的做事方式。

STOP 技术是基于正念冥想的练习，可以帮助缓解对毒品的渴求，也可以有效地缓解压力。这可以在任何方便的时间练习，也可以每天固定一个时间练习。

练习说明：尽量找一个不被打扰的时间，也可以随时随地练习，尽量每天练习几次，例如，当我们被冤枉或受气了，想要生气或骂人的时候，当我们的物品被弄坏的时候，当我们想要做出吸烟、喝酒等任何不健康行为的时候，都可以做 STOP/暂停练习。练习之后你可能会有一种新的，和原来不一样的感受和反应。如果没有遇到一些容易冲动的情况，你也可以主动去想象发生想要吸烟或吸毒时的情景，通过做 STOP/暂停练习来应对这些高危情景。

练习(5 分钟)：

- 找到一个站立或坐在椅子上的时候，完成下面 STOP /暂停练习四步骤。

◈ **第一步：S(Stop)＝停止**

无论你此时想吸烟、吸毒还是想做出任何其他非理性的冲动性行为，提醒自己停下来，不管此时你在做什么，请停下手中的动作，静止片刻，只是很短暂的时间。

◈ **第二步：T(Take a breath)＝呼吸**

呼吸一次，与你的内在体验重新连接。可以深呼吸，专注于自己的一吸一呼，感受呼吸的感觉，感受吸气时空气进入身体的感觉，感受吸气与呼气之间那个暂停片刻的感觉，感受呼气时气体从鼻子或口中呼出的感觉，将自己的身心带回当下。

◈ **第三步：O(Observe)＝察觉**

将注意力从呼吸带到身体，尝试用一种温和、开放的态度去观察自己的身体。你也许会发现身体有些部位有紧绷的感觉，让人感到很不舒服。

可以尝试着卸掉一些紧绷的力气，让这些部分放松下来，并体验放松的感觉。但如果有些紧绷和压力实在没法卸掉，内心也可以允许和接纳，接纳身体此刻真实的样子，并愿意和它待一会儿。

◇ **第四步：P(Proceed)＝继续**

继续回到暂停片刻之前，可以选择继续做之前的事，也可以改做别的更有利于健康的事。

- 现在将响铃，等到你听不到铃声了，你可以慢慢地睁开你的双眼。
- 这就是 STOP /暂停练习。

讨论(10 分钟)：

邀请每位学员分享体验。

学员 1：在想其他事情，没有注意听，没有什么可以分享的。

学员 2：对这个练习没有什么特别的感觉，就那样吧，听不懂在说些什么。

学员 3：没什么特别的感觉，还是想吸烟，感觉没有什么影响。

学员 4：昨天上夜班，因为很困，很想睡觉。

学员 5：也没什么特别的感觉，就很平常吧，觉得停止什么的，不太明白是什么意思。

学员 6：没什么感觉，和他们一样，听不太懂，躺着还是很舒服的。

学员 7：我也是搞不清楚，这个练习感觉不是很能理解，但还是跟着老师的话在走。

学员 8：我就是听不懂，和他们一样，没什么感觉。

学员 9：模模糊糊的，听不太明白，不能搞懂这种练习。

学员 10：没什么感觉，也没之前那样放松，感觉听不明白。

学员 11：听不明白，就那样，感觉不到什么。

学员 12：和他们一样，没什么特别的感觉。

注：这些都是第一次做练习时的分享。多次练习后，学员们开始喜欢这个练习，觉得这个练习对自己帮助很大。

练习 8　身体扫描之正念放松 2

练习说明：找一个不被打扰的时间，把所有紧绷的衣服松开，平躺下来，花一点时间，把注意力从外面的世界拉回到自己的身体上。将你的注意力，想象成一盏探照灯，可以照向任何你所希望的身体部位，然后保持一段时间，再将它依次转移到别的地方。虽然这个练习可能会给你带来放松或平静，但其目的不是去放松或感受任何不同，而是当你将注意力集中到身体每个部位的时候，尽你所能地察觉你感受的任何感觉。如果你发现自己走神了，记得缓缓地、轻柔地将注意力拉回到察觉身体的感受上来。

练习(大约10分钟)：

● 坐在椅子或地板上舒适的位置，轻轻闭上你的眼睛。感受自己的呼吸，只是很自然的呼吸。几次呼吸后，请将注意力放在身体的感受上，尤其是感受自己的身体与椅子或地板接触的感觉和压迫感。每次呼气时，让自己放松得更深些。

● 现在，请将你的注意力带到你的头部，感受头发和头皮接触的感觉。然后，请将注意力往下转移到前额和太阳穴，感受它们的感觉。继续往下去感受你的眉毛和眼睛，再把注意力转移到鼻子，感受到空气从鼻子进来，再从鼻子出去。再把注意力转移到嘴唇，牙齿和舌头，感受舌头接触下颚的感觉，感受唾液充满整个口腔的感觉。再把注意力转移到脸颊，它是舒展的还是紧绷的？如果你发现自己的注意力游离到呼吸和身体之外，没有关系，这很正常，如果你觉察到自己分神了，只需轻柔地觉察一下它去了哪里，然后再温和地把它带回到希望关注的身体部位上。现在，感受你整个面部的感觉，感受面部任何感觉，想想是否还有紧绷的感觉。随着呼吸，感受呼吸的温度，感受吸气或吐气时温度是否发生变化。现在，慢慢地将注意力放到你的脖子和喉咙上，观察它们是什么感觉。

● 现在，慢慢地把注意力顺着你左边的肩膀，依次到手臂、手腕，再到左手的手指，然后再从指尖出发，到左手的指节、手心、手背、手腕及整个手臂，再回到你左边的肩膀，留意它们的感觉。是否有紧张或紧绷的感觉？如果有，可以试着将呼吸中的“气息”输送到这个地方，慢慢地察觉各种感觉，并尽自己所能，在吐气的时候放下“气息”。接着把注意力从左边的肩膀，转移到右边的肩膀，同时感受一下你右边的肩膀和左边的肩膀两边的感觉。同样，如果有紧张或紧绷的感觉，记得松软它们。

● 当你准备好了，请将注意力集中到胸口和腹部，觉察它们随着呼吸的进入和离开，身体所带来的变化。吸气的时候，腹部轻轻地涨起来；吐气的时候，腹部轻轻地落下。感受腹部随着呼吸一起一伏的感觉。感受或想象气息进入肺部，然后沿着身体一路下行，到达脚趾头，再沿着身体一路向上返回，再通过鼻子呼出，只需尽你所能去感受，以愉悦的心情去做就可以了。现在察觉吸气和吐气时腹部的感觉，花一点点时间去感受这种感觉的变化，吸气与吐气相比，有什么不同呢？在这个过程中，大脑的思绪可能时不时地偏离了呼吸和身体的感受，这种情况是完全正常的，这就是大脑的活动。当你注意到这一点时，就承认它，注意思绪跑到什么地方去了。然后，缓缓地将注意力拉回到这个身体部分的感觉上。

- 现在，请把注意力轻轻地移到你的背部和脊柱，感受一下自己的整个后背，跟椅子、床铺或者地毯接触的感觉。

- 顺着呼吸，轻轻地将你的注意力从臀部，依次经过左边的大腿、膝盖、小腿、脚踝、脚背、脚掌，带到你左边的脚趾，留意脚趾之间的接触。再把注意力从左脚的脚趾，依次带回脚掌、脚背、脚踝、小腿、膝盖和大腿，感受它们的皮肤、肌肉和骨骼现在是什么感觉，觉察那里的温度和压力。感受一下整个左腿的感觉。现在，感受整个腿部与椅子或地板接触的感觉，包括触感、压力感、沉重感。

- 现在，请将注意力放回臀部，感受臀部和床或者毯子接触的感觉。然后再从臀部出发，依次经过右边的大腿、膝盖、小腿、脚踝、脚背、脚掌，带到你右边的脚趾，感受它们的皮肤、肌肉和骨骼现在是什么感觉，觉察那里的温度和压力。感受一下整个右腿的感觉。注意一下左腿和右腿的感觉有什么不同。

- 现在，我们已经完成整个身体的扫描，铃声将响起，等到你听不到铃声了，可以慢慢地睁开眼睛。

讨论（10分钟）：

邀请每位学员分享体验。

学员1：老师，这次非常的放松，感觉到满满的安全感，虽然一直都是醒着的，但是很集中在这个上面，非常的舒服。

学员2：这个练习给我的感觉是软绵绵的，像是睡着了一样，但又感觉很清醒，能够听到老师说的话。

学员 3:我觉得很放松,很舒服,但是睡着了又醒了,然后又睡着了,又醒来了,这样子。

学员 4:老师,我是可能因为太困了,这个练习太舒服了、太放松了,跟着跟着很快就睡着了。

学员 5:老师我也是半睡半醒的状态,觉得很放松,感觉自己想睡觉,却又能清晰地听到老师说了些什么。

学员 6:感觉全身上下非常的轻松,这种感觉非常的好,但是总是觉得自己位置不对,也不敢乱动。

辅导老师:如果练习的过程中,感觉坐着不舒服,想要调整一下姿势,是可以的。

学员 7:放松是很放松,但是旁边的她睡着了,一直在打呼,耳朵里一直能听到打呼的声音,总是被打扰。

学员 8:我感觉很舒服,像是睡了几分钟的样子,但是又感觉是清醒的,睁开眼人特别精神。

学员 9:我感觉这个练习太舒服了,因为我睡着了。

学员 10:开头很放松,也很舒服,但是后面旁边的她睡着了在打呼,影响到我了,后面就有点分心了。

学员 11:刚开始感觉全身很重的样子,慢慢地轻了起来,我也睡着了,很舒服,但是醒来了就很清醒。

学员 12:感觉上一次时间太短了,这次时间长一点,很放松,很舒服,还是要时间长一点才能更好地感受身体。

三、第二周课程讲义

身体觉知

生活中,我们往往吃饭时心不在吃饭,走路时心不在走路,很多时候都心不在焉。在这堂课中,我们通过身体觉知的练习来将我们的身心带回当下。觉知就是注意到你当下正在从事的事情:吃饭时,把所有的注意力放在吃饭上,去觉知吃饭时身、口、意三个方面所有的微小活动;走路时,把所有的注意力放在走路上,去觉知走路时这三个方面所有的微小活动。刚开始，我们只是粗略地注意这一切，慢慢地就会对身、口、意的每一个最细微的行为都有一个很清晰的觉知，再渐渐地发现，觉知里面还有洞察和理解。

本次课程提醒你：将我们带入正念的主要“门道”之一是我们的身体。如果我们能够在压力、忙碌或困难的情绪中察觉到我们的身体状态，我们就可以想办法找到安逸的感觉。在每一天中，我们尽量提醒自己记得感受自己的呼吸或身体。

练　习

正念练习 1：行走冥想

在这个冥想中，专注于你的脚和腿的感觉。你可以慢下来，注意各种感觉：肌肉运动、伸展、压力、体重等。把你的注意力集中在你的臀部以下部位，特别是你的双脚。当你的思绪开始徘徊并思考其他事物时，请将注意力转回到你的脚和腿的感觉。你可以选择一条大约 3～5 米长的路径，来回走动，记得当你转弯时也要带着正念的察觉。请享受这个练习！

如果你在户外或徒步旅行时想练习行走冥想，请留意你的脚和腿，同时让自己感受当下周围的自然环境。欣赏景色和声音，但尝试着带上正念的察觉。尽量不要让自己迷失在思绪中，要保持与身体各种感知的直接体验，包括视觉、听觉、嗅觉、感觉。你可以带着察觉，以正常的速度行走。

正念练习 2：STOP/暂停练习

你可以注意到身体的感觉、情绪、想法、声音、情景，发生在当下的一切。通常你会有时间注意一两件事。

家庭作业

家庭作业：每日练习

(1)继续练习“呼吸冥想”，每天 5 分钟。

(2)供选择：将行走冥想带入你的生活，走路的时候可以练习。每天试图练习 5～10 分钟。

(3)供选择：注意在冥想练习时或日常生活中是否出现困倦或烦躁

不安。

四、第二周课程练习记录

正式练习

本周至少进行六次呼吸练习或正念行走。不要期望从这种练习中感受到任何特别的东西。反之，试着不要对它有所期望，只是让你的经验成为你的经验。每次进行呼吸练习或正念行走时，在下面的表格中做记录。在评论栏中，写几句话来提醒你对特定身体扫描的印象：出现了什么，感觉如何，你在身体感觉、情绪、想法等方面注意到了什么。重要的是练习后立即记录下来，因为时间久了很难清楚地回忆。请将正式练习记录在下面的正式练习日志中。

正式练习记录表

正式练习内容与时间	正式练习评论
例如：正念行走，10 分钟。	我感觉自己在正念行走的时候特别容易专注，不会想太多其他的事情，我的注意力都集中在走路的姿势、双脚的感觉、膝盖的感觉，我身体的紧张感和心理的烦躁感都没了。虽然在正念行走练习的时候，我偶尔也会走神，想一些其他的事情，但是我很快可以把注意力拉回到关注身体走路的感觉。
第 1 天	
第 2 天	
第 3 天	

续表

正式练习内容与时间	正式练习评论
第 4 天	
第 5 天	
第 6 天	
第 7 天	

非正式练习

非正式练习:这周的每一天,看看你是否可以将正念意识带入到一些其他常规活动。例如,起床、洗漱、参加活动。记住正念行走练习,你也可以以此为契机,在身体活动时带来正念觉知。每晚睡前,看看你是否能回忆起至少一个"简单的正念意识"例子,并将其记录在下面的非正式练习日志中。

非正式练习记录表

当时如何?你在哪里?和谁在一起?你在做什么?	在你决定正念体验之前,你注意到了什么想法和感觉?	当你有意识地做这件事时,你注意到了什么想法和感觉?	你从中学到了什么?	当你写下这些内容时,注意到了什么想法和感觉?
例如:上午走路。	我感觉很着急,双腿有点紧,想着:"我会不会迟到!"	我感觉到了小腿的微微紧张感,享受着走路的感觉,感受着身体行走的姿势。	关注身体感觉,将我带入此时此地,原来走路还能这样全身心地察觉身体感觉。	感受着我的姿势、速度,感受着关节的活动,感谢美好的一天。

续表

第 1 天				
第 2 天				
第 3 天				
第 4 天				
第 5 天				
第 6 天				
第 7 天				

第三周 分离渴求

在刺激和反应之间有一个空间。在那个空间里，我们有力量去选择我们的反应，而这种反应带来我们的成长与自由。

Between stimulus and response there is a space. In that space is our power to choose our response. In our response lies our growth and our freedom.

——维克多·E.弗兰克尔(Viktor E. Frankl)

正如奥地利心理学、精神病学家维克多·E.弗兰克尔所说，刺激和反应之间存在一个空间，我们对毒品渴求相关刺激的反应，是能否有效预防复吸的关键。又如美国教育学家查尔斯·R.斯温多尔(Charles R. Swindoll)所说：生活的10%由发生在我们身上的事情组成，而另外的90%由我们对所发生的事情如何反应决定。换言之，生活中10%的事情是我们无法掌控的，而另外的90%却是我们能掌控的。通过正念练习，分离渴求，即毒瘾发作(想要吸毒或对毒品产生渴求)时，我们掌控自己对毒瘾或渴求的反应，作为一个旁观者，只是去感受它，将渴求与自我分离开来，毒瘾会随之逐渐消退，这样可以帮助我们更好地预防复吸。

负性/负面情绪是诱发毒瘾的重要因素。对于任何人来说，最大的敌人可能就是自己的负性情绪。凡事太在意，带着负能量，带着怒气生活，只会让自己心累。

故事1：一条饥饿的蛇爬进农场寻找食物，身体不慎被地上的锯子割伤。它愤怒地转过身去，一口咬住锯子。结果锯子丝毫无损，自己反而被割伤了嘴。蛇愈加愤怒，红着眼睛，冲上去把锯子缠住。最后它用尽了全身力气，也没有伤到锯子分毫，反倒是害死了自己。蛇至死也没有明白，杀死他的并不是锯子，而是自己失控的情绪。

故事2：非洲大草原上共同生活着一种野马和吸血蝙蝠。蝙蝠靠吸动物的血生存，野马便是它们的目标，许多善于奔跑的野马因此丧命。但之后科学家的研究结果却让人大吃一惊：蝙蝠所吸的血量并不致死，野马真正的死因来自自己的暴怒。在被蝙蝠咬伤后，大多数野马因急于摆脱蝙蝠而不断狂奔最终疲劳致死。

为一时的情绪冲动所累，从而造成难以挽回的后果，也是生活中常见的状况。心理学上，有一种效应叫十二秒效应：人被某件事情引起暴怒的时间只有12秒，过了这段时间人会恢复往日的平静。可惜的是，大多数人会被这12秒控制，说出令自己后悔的话或做出令自己后悔的事。如前所述，我们在人生路上遇到最大的敌人，就是自己的负面情绪。要知道，所有的负面情绪，最后为之买单的都是自己。而一个人最了不起的能力，就是情绪稳定。

一、第三周课程准备

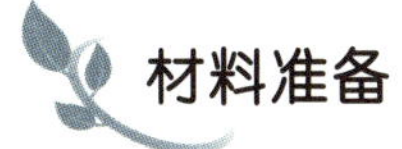

材料准备

(1)第三周课程内容提纲；

(2)第三周讲义；

(3)练习记录——正式练习；

(4)练习记录——非正式练习；

(5)写字板与笔；

(6)钟表;

(7)铃铛;

(8)练习音频。

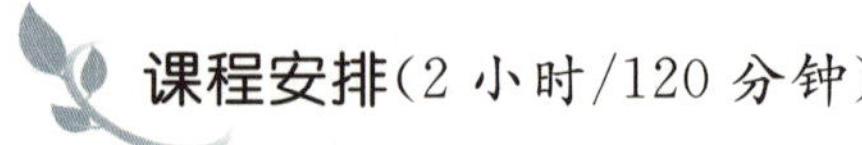

课程安排(2 小时/120 分钟)

(1)回顾第二周课程(5 分钟);

(2)分离渴求(5 分钟);

(3)练习 9:分离渴求(练习 10 分钟+分享体验 10 分钟);

(4)负性情绪与自我关爱(5 分钟);

(5)课间休息(10 分钟);

(6)练习 10: RAIN 练习(练习 20 分钟+分享体验 10 分钟);

(7)练习 11:天空冥想(练习 10 分钟+分享体验 10 分钟);

(8)练习 12:大山冥想(练习 15 分钟+分享体验 10 分钟);

(9)总结本周课程并简单介绍下一周课程;

(10)回顾练习:正念呼吸冥想,身体扫描之正念放松 1;

(11)回顾第二周课程内容,包括应对渴求、正念冥想练习的障碍。第二次课程的练习包括应对渴求之正念冥想 1、正念行走、STOP /暂停练习、身体扫描之正念放松 2。

二、第三周课程简介

分离渴求(5 分钟)

1. 不需要用毒品来应对压力

压力是压力源和压力反应共同构成的一种认知与行为体验过程。当刺激性事件打破了有机体的平衡和负荷能力,或者超过了个体的能力所及,就会体现为压力。这些刺激性事件包括各种各样来自外界或内部的情形,例如重大生活事件、灾难性和创伤性事件、日常挫折、慢性应激源等。个体为了应对这些刺激性事件会做出多方面的综合反应,包括生理、行为、情绪和认知的反应。应对策略可以是问题指向的(采取直接行动),也可以是针对情绪的(间接或逃避)。此外,改变对于应激源的评价以及对于应对它们的方式之减少自我挫败认知(self-defeating cognition)和增加自我提升认知(self-enhancing cognition)也是一种应对压力和减少孤独感的有效策略[32]。如前所述,屈服于渴求,去做成瘾行为并不是一种正确的应对策略。它虽然能让个体立刻感到轻松,但实际上并未真正减轻压力,这只是一种逃避策略,在得到暂时的缓解之后,压力可能反而会增大。

2. 不要相信头脑中告诉自己的所有事情

"我是一个吸烟者,是一个无能的人,我知道我不应该吸烟,但我还是在吸。我是一个无助的人,每次都无法克服烟瘾,最终只能屈服于吸烟。我是一个戒烟总是失败的弱者,真的很丢脸。我不喜欢现在的自己!我希望自己可以更强大,更有意志力,能够克服烟瘾。"

本书主编廖艳辉医生帮助过很多吸烟者戒烟,其中一位有过多次戒烟经历的成功戒烟者(曾经吸烟者)在第一次自行戒烟的过程中表述了以上内容。这些内容是这位曾经吸烟者对"我是谁"这个问题的回答,他描述了关于他的吸烟行为、渴求和试图独自戒烟的故事。大多数个体都倾向于这样做——建构关于自己的故事,讲述自己挣扎的事情、自己可能存在不足的地方、自己喜欢的个人品质……

"我是谁"实际上是由自己建构的故事。大脑会用文字创造许多关于"我是谁"的故事。它们涉及判断、评价、思想、图像、记忆、感受、躯体感觉、冲动、个体在社会中扮演的角色以及所遵循的规则。个体倾向于认为这些故事构成了"我是谁",定义了他的"身份"。

这些故事,有些可能是良性的、有益的,比如"我是一个好朋友","我是一个可靠的专业人士"。然而,还有许多故事可能会让个体陷入困境,阻碍个体实现想要的目标,过上理想的生活。例如,本小节开头所描述的吸烟者关于"我是谁"的答案。这个答案构建了这样一个故事:作为一个有能力和坚强的人,他不应该有任何渴求。反过来说,在渴求消除之前,他将一直无助和无能。显而易见,他陷入了本书前文讨论过的关于渴求的理解误区——消除渴求才能向前迈进和改变生活(才能成功戒烟)。如果这位吸烟者将这个故事视为自己的一部分，并将其融入自己的身份认同中，那么他会在生活的其他领域，包括人际关系、职业生涯等方面，都可能感到无助和无能。此外，相信这类故事还可能导致自我污名，即个体相信自己与他人不同，是道德上的软弱、无能、靠不住、虚伪等，而这进一步与羞耻感相关，会使得个体认为在自己和他人眼中自己都是有缺陷的。由此，可能导致产生自卑感和自责，而这又与自尊的降低、心理不适应症状的增加、回避或延迟寻求治疗、社交回避以及生活质量下降等相关[33]。

建构关于“我是谁”的故事的问题之一在于，这些故事往往显得真实可信，因此个体倾向于依据这些故事来指导自己的行为，与其保持一致。例如，个体可能会写“我是……样的，所以我做不到……”这样的话。然而需要明确的是，无论大脑说了什么、建构了什么样的故事，个体在行动上都有选择的自由。

此外，大脑建构的“我是谁”的故事实际上可能存在错觉，就像图4展示的视错觉图一样。当盯着这幅图看时，它似乎在颤动，但这其实是一张静态图片，它的运动是由大脑创造出来的。视错觉产生的原因有一整套科学理论的解释，重点是认识到这种运动完全由大脑创造，并不反映真实现实。大脑建构的关于“我是谁”的故事与之类似，这些故事并非总是客观真实，也并不在所有的时间、地点和情境中都成立。例如，前文吸烟者故事中的“无能”主要指他无法抵抗吸烟的渴求，但并不适用于描述他在工作中的状态、他与亲朋好友的关系。个体认识到这一点可以帮助其更深入地了解自己是谁，从而不被一个想法、一个形容词所定义。在摆脱故事的限制后，个体才可能停止与渴求斗争，戒除成瘾行为，成为全新的自己。

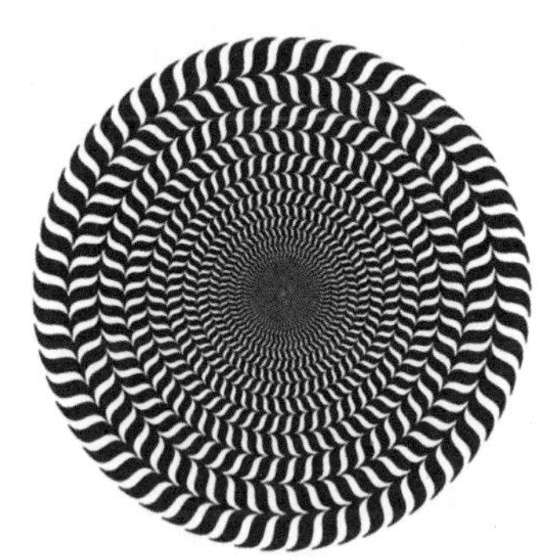

图4　视错觉

本周的练习可以为个体提供一个不同的视角看待自己的内在世界，帮助个体开始感知自身与大脑所构建故事之间的分离，就如同个体与个体所穿衣服之间一样。个体将有机会体察自己与内在事件(思想、记忆、感受、感觉、渴求)之间的区别，从而减轻对这些内在事件的掌控或依赖。

个体将会对内在世界中所有令人困扰的思想、感觉或渴求持开放态度，不再试图控制或改变它们，不再与它们纠缠，也不再执着于它们，而是认识到它们只是在脑海中来来去去，起起伏伏，并不具有威胁性。

3. 把渴求看作讨厌的人

韦氏词典将“渴求”定义为对某物的强烈、紧急或异常的欲望或渴望。当我们仔细研究它的定义时，就会发现渴求状态是一种“不正常的”状态，是将我们带入危险的状态。因此，我们可以将其视为一个“危险的”“让人讨厌的”人。渴求通常是由于某些特定的情景或事物引起的。日常生活中，当他强烈渴望吃冰激凌或巧克力等甜食时，渴求就会发生，这是很常见的。容易上瘾的人，会使用或吸食任何让他感觉良好的东西，并对他大脑中释放所有多巴胺的快乐中枢做出反应。这种让人上瘾的东西的范围可以从性到巧克力，从赌博到锻炼，从毒品到烟酒。使用成瘾物质或从事成瘾行为的人最常提到的是“感觉良好”。一旦成瘾，我们对烟酒、毒品和其他“感觉良好”的物质的渴求几乎难以消失。正如美剧“YOU”中所说“Addiction is a monster（成瘾是一个恶魔）”，而这个小恶魔随时可能在你肩上踱来踱去，或者在你耳边低声细语，实在是个让人讨厌的人。即使小恶魔在很长一段时间内不再骚扰我们，让我们变得更清醒，但它其实并没有远离我们，并没有完全消失。不同类别的成瘾者几乎都有一个共同的症状：他们无法在不产生渴求的情况下开始再次饮酒、再次吸烟、再次吸毒或者再次赌博等。这句话无比真实，甚至会导致最聪明、最自律、最有毅力的戒毒者走上一条复吸的道路。因此，如果渴求出现了，我们可以将其看作一个讨厌的人。

4. 观察渴求

通常，自我可以划分为观察性自我（observing self）和体验性自我（experiencing self）两部分，其中体验性自我包括体验内部世界和外部世界。这两部分的自我与个体的思想、感受、记忆、冲动、身体感觉和渴求并不同。为了阐明观察性自我和体验性自我的区别，请思考一些生活中的情境。回想一下自己上次感到愤怒时的身体感觉，可能伴随着轻微的体温上升或呼吸变化。可以发现，你身体的一部分体验了这些感受，而另一部分观察了这些感受。现在留意一下你的思维，留意此刻你的大脑正在产生的任何想法，也会发现你身体的一部分正在经历这些思维，另一部分则正在观察。对于渴求也是如此，一部分自我正在经历渴求，而另一部分自我则正在观察。

如果渴求出现，个体只需对其进行观察。随着时间推移，大脑建构的故事、角色和所有内在事件（思想、感受、感觉、渴求）都在发生变化，个体不仅仅由这些所构成和定义。观察性自我才是个体贯穿于整个生命的存在，只有观察性自我始终是稳定的、持久的、观察的、持续觉知的，它保持着所有这些内在事件，同时又与这些内在事件保持分离。个体就像无垠的黑色天空，其内在事件就像总是在变化的云朵、星星，作为背景的天空并不会被云朵、星星的变化影响。

个体可以通过联结内在观察性自我的部分，采用观察性自我的视角，觉察自己正在经历的内在事件（思想、感受、感觉、渴求），从而改变自己与自身所持续应对的内在事件以及大脑建构的故事、角色之间的关系，认识到自己与它们是分离的。在此过程中，个体将开始体验到自己比它们都强大，上述的任何体验都无法损害这部分观察性自我——持久的自我(enduring self)。由此，个体以一种方式思考或感受，但却以另一种方式行动，做出基于价值观为导向的行为选择，克服渴求，改变成瘾行为，自由地走向自己想要的、以价值观为导向的生活。

练习 9　分离渴求

练习说明：练习结束后可以问自己一些问题。这个练习对你来说怎么样？你能以不同的方式与渴求联系吗？你有没有为存在于你内心的渴求腾出空间，将渴求分离开来？自己内心的意愿是什么？对渴求的接受度是怎么样的？

当你练习时，你会开始增加你对自己行为的自我控制，减少渴求诱发的挣扎。这种练习会减少渴求带来的疲倦、疲惫和无力感。

每个人都会遇到自己无法控制的事件或事物，此时将我们的努力和精力集中在我们的反应上，我们可以选择做那些更有意义的、更有价值的事情，而不是去喂饱渴求，去吸烟、吸毒等。记得每一次渴求出现的时候，我们可以选择要采取的方向——朝着我们的价值观前进，远离毒品、烟酒或其他成瘾物质。

练习(10分钟):

● 首先在一个不受干扰的环境中,找到一个舒适的坐姿,当然你也可以躺着。轻轻地闭上你的眼睛,把你的注意力集中在你的呼吸上。专注于每一次轻柔的吸气和呼气,注意自然的胸部起伏节奏。现在,继续关注你的呼吸,做几次深呼吸,让自己放松一些,吸气……呼气……吸气……呼气……吸气……呼气。几次深呼吸后,恢复正常速度的呼吸,感受呼吸的感觉。

● 现在,同时去想象或感受一种渴求的形式,可以是对吸烟的渴求,也可以是对赌博的渴求,还可以是对毒品的渴求。

● 这种渴求,它看起来像一个老熟人、老朋友,你和它之间非常熟悉。

● 如果很难引起这种渴求,你可以回忆一下当你感受到这种渴求的时候,曾经是什么样的感受。花点儿时间再去注意,你注意到什么?当这种渴求出现时,你的内心、你的身体有什么感受?注意你的整个身体、你的呼吸、肌肉和皮肤的变化。当你注意到这些变化时,继续感受呼吸。

● 当你注意到自己的渴求时,记得要承认它的存在,你不需要否认它,承认它的存在,并与之共呼吸。它出现在哪里?它是在你的内心深处,还是在你的身旁?它是一种什么样的感觉?它是大的还是小的?它有没有颜色?也许它是红色?它的温度如何?也许它是热的?甚至是燥热的?它从哪里开始的?它在哪里结束?看看你能不能在脑海中只是去感受它,感受渴求的样子,让它待在那里,你也可以拥抱它,就如你拥抱你的孩子一样,就如你拥抱你最喜欢的人一样,轻轻抱着它、拍拍它。当你抱着它、拍拍它的时候,你也可以注意它发生了什么样的变化。

● 此外,随着你与渴求的互动越来越友好,你现在会发现,这种温柔的拥抱的方式,也许会使你的内心深处、你的心里也会发生变化,你感受到了什么样的变化呢?现在继续感受你的渴求,只是去感受它,只是去看着它,只是去探索它,你可以温暖的拥抱它,并抚摸它,但是它不会控制你,你也无须在这个时候去抽烟或者吸毒。

● 你可以试着以不同的方式去感受它的存在,去感受渴求。你可以采取任何友好的互动方式去感受它,你知道你只是去感受它而已,你正在过一种更有价值更有意义的人生，你正在做正确的事情。你可以试着问自己：对我来说什么是重要的？抽烟、喝酒、吸毒都不是，同样渴求不是我的需求，我是我自己，它是它，我和它并不是一体的。它不能掌控我，我可以与渴求化敌为友，我可以远远地观察它，感受它，甚至抱着它，但是我不会受它控制。

- 随着你温柔地拥抱它，安心地接受它，并为它腾出空间，你可能会注意到它对你的态度也在改变，它对你的要求也在改变，很可能它并不是想要控制你，它也温柔地对待你。

- 现在想象你抱着一个易碎的玻璃瓶，以这样的方式去拥抱它的时候，这个玻璃瓶不会被打碎，也不会让你受伤。当你继续去爱抚它，去感受它，去意识到它，这个时候你会发觉，其实就像感受所有其他的感觉和想法一样，并没有太多的不同。

- 或许在以前，渴求是服务于某种目的的，烟瘾来的时候，它会让你去吸烟；毒瘾来的时候，它会让你去吸毒；酒瘾来的时候，它会让你去喝酒。但是现在，它已经不再服务于这些目的。你可以问问自己，你会愿意腾出空间给它吗？你会愿意找到一个合适的地方让它安家吗？你可以为它建造一个房子、一个家，把它放在里面告诉它，它有了可以住的家，不再为摆脱它而战，承认它、了解它，它可能会时不时地来拜访你，你就像见到一位老朋友一样接待它就好，同时你继续过自己的有目标、有活力、更健康的生活，而不是被它控制。

- 现在继续感受这种与渴求互动的方式，然后慢慢回到你身体的感受，你呼吸的感觉，回到这个温暖而安全的房间。

- 现在将响铃，当你听不到铃声的时候，你可以慢慢地睁开双眼。

讨论(10分钟)：

邀请每位学员分享体验。

学员1：这次练习一开始一直在回忆一些事情，想了很多，后面就能够放松下来，愿意为心瘾留出空间，不再挣扎。

学员2：感觉和讲故事一样，听着听着就可以平静放松下来，能够达到一个非常放松的状态。

学员3：我自己没什么感觉，挺矛盾的，觉得放下和不放下之间就是一个很矛盾的点。

学员 4:我感觉还是挺好的,前面感觉和平常一样,后面有点没怎么认真听进去。

学员 5:我在练习的前段时间很放松,后段时间有点走神,想到别的内容上去了。

学员 6:我没有那种渴求了,但是想到以前吸毒这种行为还要我去拥抱它什么的,就是做不到,很奇怪。

学员 7:我感觉自己比前两次好多了,在这里练习也没什么压力,或者说压力减小了,很轻了,感觉很舒服。

学员 8:我也是,和之前的练习相比,现在好多了,可以自己拉回到感受当下的状态,认真听老师说的,代入到里面。

学员 9:感觉自己现在没什么瘾了,因为本来就没有很大的瘾,所以对这种渴求没什么感觉。

学员 10:感觉自己在听老师说的时候很投入,但眼睛一睁开就什么都记不起来了,忘记了一样。

学员 11:这次练习我处在一个一直进不去的状态,一直睁着眼,感觉现在没什么渴求。

学员 12:这样的练习,虽然感觉应该是很好,但是又觉得这些和自己没什么关系了,所以没什么很强烈的感觉了。

负性情绪与自我关爱(5 分钟)

近年来,越来越多的人感到压力过大,人经常处于烦躁不安、焦虑、抑郁与失眠的状态。心理学家、治疗师、社会工作者和医学界的医生都一致认为,我们正处于一场真正的全国性心理健康危机之中。这样的时刻可以成为恢复自我关爱练习的动力,这可能对整个国家甚至世界的心理健康情况产生深远而持久的影响。自我关爱不是“自我放纵”,而是一种“自我保护”的行为。研究发现,自我关爱练习可以治愈我们的身心,维持我们的能量和动力,帮助我们所有人过上更健康、更快乐、更平衡的生活[34, 35]。

当我们尝试立下今年的决心时,通过选择更友善、给我们带来更多快乐的计划,会让我们获得更长期的幸福。相反,当我们尝试立下受虐的决心时,并不能让我们更快乐或幸福,例如,我需要减肥,因为我又胖又丑,而且没有自控力，所以我要放弃，不再继续我讨厌的严格节食。尝试自我关爱的解决方案可以使我吃得更用心，注意并品味我吃进体内的一切，当我们伸手去拿薯片而不是苹果时，不要告诉自己我是多么失败，而是尝试以同情心与自己交谈，就像我们平时与最好的朋友或孩子交谈一样。

长期以来，自我关爱是成瘾者是否愿意或是否能戒断成瘾物质的重要因素之一。自我关爱需要个体全神贯注、刻意努力来实现两个总体目标：预防或管理压力和其他负性（情绪）状态，以及维持或增强心理弹性和整体心理功能。每个人的自我关爱实践中可能需要关注的六个生活领域包括：身体、职业、关系、情感、心理和精神。我们观察到，每个领域的自我关爱实践都与其他领域的实践和结果密切相关。我们可以通过检查他们生活的各个领域，并为自己定义自我关爱的含义以及计划如何进行自我关爱而从中受益。最重要的是，自我关爱需要优先考虑自己的福祉。

负性情绪与自我关爱讨论（2 分钟）。与每位学员交流练习过程中的障碍（3 分钟）。

练习 10　RAIN 练习

在我（廖艳辉）上研究生的时候，有一个年长、聪明的师姐是我的好朋友。有一次，我们一起去爬岳麓山，到达山顶，坐在那里鸟瞰美丽的长沙风景，聊着我们的生活。最让我印象深刻的是，她曾描述她是如何学会成为“她自己最好的朋友”的。一阵悲伤涌上心头，我差点哭了起来，因为我当时发现我离我自己最好的朋友（我自己）很远。我不断地被周围那些烦躁的、吹毛求疵的、苛刻的想法和观念骚扰。我总是觉得“我一定是自己做错了什么，应该受到批评或指责”，我那时一直在努力改变或修复“有缺陷的”自我。

八年前，我在 UCLA（加州大学洛杉矶分校）做博士后的时候，我的好朋友（中南大学湘雅三医院的潘辰医生）拉着我一起去 UCLA 正念研究中心上课。在那里，通过正念冥想课程学习与练习，我发现自己可以通过练习正念和自我关爱从这种恍惚中醒来。我更愿意相信和去用心感受我们自己和他人内心的善良和纯洁。

我们的内心堆积了许多情绪杂物，仿佛布满灰尘的阁楼，难以感受单纯美好的自己。RAIN(雨)冥想或自我关爱冥想有赖于诚实、直接地接触我们自己的弱点。当我们积极地照顾自己时,自我关爱就会完全绽放。为了帮助人们缓解不安全感和无价值感,我们可以通过一种称为自我关爱之雨的冥想来引入正念和爱。首字母缩略词 RAIN 最初由 Michele McDonald 创造,是一种易于记忆的正念练习工具。RAIN 冥想有四个步骤(见练习 10 RAIN 练习),通过这四个步骤,我们可以把杂物阁楼清得干干净净,享受每个当下呼吸与身心宁静。感觉被负性情绪困扰而不知所措时,可以尝试 RAIN(雨)冥想,就如下了一场雨,把负性情绪清理干净。你可以花点时间将 RAIN 冥想作为一个独立的练习来探索,或者每当有负性情绪出现时,尝试完成以下简短的四个步骤。

(1)R(认清,Recognize):认清自身的感受,认识到自己内心的情形,告诉自己:没错,我此刻就是在生气、害怕、烦躁等。认清自己的感觉是改善情绪的第一步。

(2)A(允许,Allow):接纳自身的感受,允许自己有这样的情绪,有时候允许自己哭泣,这些都没有关系,我们都需要一个宣泄情绪的出口。不能自责或者排斥这些情绪,越是抵触,就会发现它可能会产生更多其他的负性情绪。应以这样一种态度来对待它,即负性情绪来就来吧,不推它,不抵抗它,因为越推它,它可能越来劲。

(3)I(探查,Investigate):探查并深掘自身的感受,深入探究一下产生这样的情绪的原因,这个原因是否可控,如果有改变的方法,自己是否愿意去尝试。例如"探究之后发现,这些情绪是由片刻的愤怒、片刻的悲伤、片刻的无助和片刻的惊恐组成的"。我们应该探索自己内在的感受,这样才能对自己的情绪感到自在。

(4)N(非认同,Non-identification):意识到负性情绪只是我们的客人,并不是我们自己,我们可以不被它带走,我们可以友好地把它送走,我们可以不被它影响。非认同其实就是指"可以不……"。例如,你可以在我家坐一会儿,但是我才是这里的主人,我现在要请你走了。抛弃自身的框架,可以帮助人们从自我价值感和认同感中解脱。

练习(20 分钟):

找到一个站立或坐在椅子上的时候,完成下面四个步骤。

第一步:Recognize——认清正在发生的事情

认识,即任何特定时刻有意识地承认那些影响我们的思想、感受和行为的情绪。就像从梦中醒来一样,摆脱无价值的恍惚状态的第一步就是认识到我们被困住了,受制于痛苦的信念、情感和身体感觉。恍惚的常见迹象包括批判性的内心声音、羞耻感、恐惧感、焦虑感或压力感等。不同的人以不同的方式回应这种无价值感。有些人可能会保持忙碌,试图证明自己的价值;有些人则害怕失败,可能会变得气馁甚至躺平;还有一些人可能会诉诸成瘾行为来避免面对或逃避他们的羞耻感和恐惧感。这些策略中的任何一种,都可能导致对其他人的防御或攻击行为,或不健康的依恋关系。

我们中的一些人,几十年来一直在与自己交战,从未意识到我们的自我判断和自我厌恶是如何阻止我们与他人建立真正的亲密关系或享受我们的生活的。一位临终关怀者报告说,临终者的一个主要遗憾是没有忠于自己,没有很好地爱自己。我们中的大多数人并没有倾听和相信自己的内心生活,而是试图按照自己内化的他人的期望来生活。当我们达不到标准时,我们会谴责自己。

虽然这听起来可能令人沮丧或不知所措,但认识到我们在与自己交战是相当有力量的。一位正念冥想的朋友,将无价值的恍惚描述为"……我一直在呼吸着看不见的有毒气体。"随着她越来越注意到自己持续存在的自我判断和无能为力的感觉,她就越渴望将自己从痛苦的内心困境中解放出来。

第二步:Allow——允许:给予生命的暂停

允许,即意味着让我们已经认识到的想法、情绪、感受或感觉留在那里。通常,当我们有不愉快的经历时,我们会以三种方式之一做出反应:通过判断进行堆砌;麻木自己的感觉;或将注意力集中在其他地方。例如,我们可能会因为自己在纠正孩子的错误时过于严厉而感到沮丧和羞愧。但是,我们不愿意允许这种感觉的存在,我们可能会责怪我们的爱人没有尽到他或她的本分,担心完全不同的事情,或者决定是时候小睡一下了,我们从现在的时刻中抽身而退,以抵制这种感觉和不愉快。

我们允许通过简单地停下来,放松我们的抵抗,并让体验保持原样。允许我们的思想、情感或身体感觉简单地存在,这并不意味着我们认同自己这些不适的感受或不值得的信念。相反，我们诚实地承认它们的存在，以及隐藏在其中的痛苦感受，我们可以通过默念给自己鼓励的词或短语来支持自己顺其自然的决心。例如，我们感到恐惧，并在心里轻声说"是"，以承认并接受我们此时此刻的真实体验。

正如维克多·E.弗兰克尔所说："在刺激和反应之间有一个空间。在那个空间里，我们有力量去选择我们的反应，而这种反应带来我们的成长与自由。"允许创造了一个空间，使我们能够更深入地了解自己的存在，这反过来又唤醒了我们的关怀，帮助我们在生活中做出更明智的选择。例如，对于一个食物成瘾的女孩来说，面对暴饮暴食的冲动，允许创造的空间给了她更多的自由。过去，每当她在晚上感到焦躁不安或焦虑时，她就会开始想起她最喜欢的冰激凌或其他甜食，然后在睡觉前不知不觉地吃掉半桶冰激凌，吃完后对自己的行为感到厌恶。学习识别诱发渴求的线索，并暂停，会打断这种"渴求—进食"模式。在暂停的同时，她会让自己感受到身体的紧张、心跳的加速和对甜食的渴求。很快，她开始接触到埋藏在焦虑之下的凄美孤独感。她发现，如果她能忍受孤独，对自己温柔，那么渴求就会过去。

第三步：Investigate——善意探查

探查，意味着唤起我们天生的好奇心，了解渴求的真相，并将更多的注意力集中在我们当前的经历上。简单地停下来问"我内心正在发生什么"，可以启动"识别"，但探查增加了一种更积极和有针对性的询问。你可能会问自己：最需要关注什么？我的身体是如何体验到这一点的？或者我相信什么？这种感觉想从我这里得到什么？你可能会感觉到空虚或颤抖，然后发现被这些感觉掩盖的无价值感和羞耻感。除非你将它们带入意识，否则你的无意识的信念和情绪将控制你的体验，并使你对有限的、有缺陷的自我的认同永久化。我们需要这种无条件关怀的态度，才能获得足够的安全性，并以开放的态度来进行真正的探查。我们在一个充满痛苦和疲劳的特别具有挑战性的时期，可能会变得灰心和不快乐，或者不耐烦、自我陶醉、易怒、忧郁。我们不妨使用 RAIN 冥想来识别这些感觉和判断，并有意识地让身体和情绪中的不愉快就在那里。我们开始探查时，或许会听到一个痛苦的声音："我讨厌这样生活。"片刻之后，或许会听到"我讨厌自己！"的声音，充满了自我厌恶的全部毒性，被无价值的恍惚所俘虏。但在这一刻，认识到并允许自我憎恨的痛苦存在，我们的心就会开始因同情而软化。

想象一下，当你在树林里散步时，你看到一只狗坐在树旁。你弯下腰去抚摸它，它突然向你扑来，露出牙齿。最初你可能会感到害怕和愤怒，但随后你注意到它的一条腿被陷阱夹住，埋在一些树叶下，你的情绪立即从愤怒转变为担忧。你看到狗的攻击性源于脆弱和痛苦。当我们以伤害性、反应性的方式行事时，那是因为我们陷入了某种痛苦的陷阱。我们越是追究痛苦的根源或原因，就越会培养对自己和他人的关爱之心。

我们体验到负性情绪的时候，可以轻轻地把手放在自己的心口上，或许恐惧或愤怒正在胸中蔓延，随之而来的是悲痛或失望。这时，以一种善意的姿态，在心里低声说“没关系，亲爱的”，充分表达对自我的同情，并有意识地照顾我们最脆弱的地方，就像我们照顾好朋友一样。

当我们正念地接触我们的痛苦并谨慎地回应时，关爱与慈悲自然而然地生起。当我们做这个练习时，不妨看看哪种有意的善意姿态最有助于软化或打开我们的心扉：可以将手轻轻放在心脏或脸颊上；也可以通过软声糯语的关爱信息，或想象沐浴在温暖、明亮的光线中。重要的是，一旦我们探查并与我们的痛苦联系起来，就要通过关心自己的心来回应它们。当我们拥有真诚地唤醒自爱和同情心的意图时，就算只用最小的手势，即使最初感觉很尴尬，也会有帮助的。

第四步：Non-identification——非认同

当对“小的我，自私的我”的认同放松（不那么认同）时，爱的意识就会自然地出现。这种不那么认同的做法，意味着我们对自己是谁的感觉不会与任何有限的情绪、感觉或故事融合在一起。我们开始从表达我们自然意识的开放和爱中去觉知和生活。虽然这个练习的前三个步骤需要一些有意识的活动，但最后这个步骤是最重要的宝藏：回归或解放我们的真实本性。这一步其实无须做任何事情，我们只需安住于自然觉知。自我关爱之雨不是一次冥想练习，我们自然意识的实现也不一定是完整的、稳定的或持久的。相反，当你练习时，你可能会体验到一种温暖和开放的感觉，一种视角的转变。你可以相信 RAIN 冥想是一种终身修行——以治愈的方式面对我们的疑虑和恐惧。每次你愿意放慢脚步并认识到，“哦，这是无价值的恍惚……这是恐惧……这是伤害……这是判断……”，我们就准备好解除旧习惯，解除心中限制的自我信念的束缚了。渐渐地，我们会体验到自然而然的爱的意识，这是我是谁的真相，这比我告诉自己的任何关于“不够好”或“基本上有缺陷”的故事都要多。

我们每个人都可能长期生活在一种缺乏感的禁锢之中，无法实现我们内在的智慧、活力和爱。我们能给自己的最大祝福就是，认识到这种恍惚的痛苦，并定期为我们觉醒的心灵提供一场自我关爱的净化之雨。这种爱给了我们力量，给了我们生活的勇气，给了我们战胜心魔、战胜毒瘾的信心。现在，如果准备好了，可以慢慢睁开双眼。

讨论(10 分钟)：

邀请每位学员分享体验。

学员 1：我有跟着感觉走，在接受这种感觉。好像知道了怎么处理负性情绪，但是后面又不是很具体知道该怎么做，我觉得自己多练习几次就知道更好的处理情绪了。

学员 2：很抽象吧，感觉自己没有搞明白，跟着老师的话在走，没什么其他感觉。

学员 3：感觉心里是乱七八糟的，这个练习不怎么好，不是特别喜欢这种，完全听不进去这些。

学员 4：我觉得挺好的，自己又睡着了，睡了一觉挺舒服。

学员 5：我觉得不是很能懂这个，感觉就是一直听着老师在这里念，没有其他练习的那种感受。

学员 6：感觉在听这个练习的时候，心里是乱七八糟的，听了一会就完全不知道自己到哪儿了。

学员 7：在跟着练习的时候前面很认真在听，慢慢就走神了，中间还能够拉回来，后面就完全不明白了。

学员 8：感觉这个练习一般般吧，没什么特别让我舒服的地方，完全听不懂，还是之前的好些。

学员 9：我其实还好吧，听了一会儿，后面也是听着听着，就睡了一会儿。

学员 10：我不是很能理解什么意思，搞不清楚说的是什么，可能是自己的理解有点问题，听不明白。

学员 11：感觉就是闭上眼睛在听老师讲故事一样，但是这个故事又听不明白，就是能跟着但是听不懂。

学员 12:我也是一直在跟着走,想要努力地去感受些什么,但是又没什么感受。

练习 11　天空冥想

练习说明:可以问自己几个问题,例如我们可以从练习天空冥想中学到什么。很多时候,我们陷入了自己主观的想法,我们让它们带我们走上各种令人信服和“紧迫”的道路。像天空冥想这样的练习可以增强我们允许思想来来去去的能力——理解思想(尤其是痛苦的、无用的思想)是无常的,而不是永远的。在我们的一天中,注意思想是如何产生和消失的,并记住我们可以在任何有需要的时候,进入天空冥想那宽敞和自由的地方。

练习(10 分钟):

- 在安静且不受干扰的地方,找一个舒适的座位,闭上眼睛或保持目光的柔和,坐直一点,下巴保持中立,让头顶朝向天空。把注意力转移到头上。感觉头靠在肩膀上。当你继续关注头部时,注意任何感觉。你可能会注意到太阳穴处有脉搏,也许整个头皮都有嗡嗡声。允许感觉升起,并以开放、友善的好奇心去注意它们,不要陷入任何特定的感觉。现在,想象你在坐在外面,阴天,是灰色的、厚厚的,你正坐在乌云密布的天空下。你感觉自己升入云端,回想一下飞机升空开始穿过云层的那一刻。起初,到处都是薄雾,这有点神秘,你的视线只在几米之内。突然,冲破云层,天空广阔,蔚蓝而明亮,你进入另一个境界。想象一下自己穿过云层进入这美丽的蓝天,在这广阔的蓝天中休息。注意这种蓝色的体验,这种无尽的、开阔的天际线,是如何给你带来一种平静的感觉。当你在广阔的蓝天中休息时,你可能会注意到你的身体感觉。你的呼吸变慢了吗?你的心更柔软了吗?继续,放松你的肩膀,软化你的腹部,放松你的大腿。用鼻子缓慢、耐心、均匀地呼吸。让每次呼气的长度至少与吸气的长度一样长。沉浸在安静、舒适和轻松的呼吸中。(暂停一会儿,做 3 次呼吸)
- 当你坐在这里,观察和注意呼吸时,也要注意自己的心是如何一直在活动的,注意你那些来来去去的念头或者情绪。当念头生起时,如果我们能允许它们存在,它们也会消散或消失,另一个想法可能会取代它,更好的情况是并没有太多念头,此刻只有一个空间。现在,只是去认识或

感受思想之间的空间。你坐在这里，感受着呼吸的时刻。除了注意呼吸，现在无须做其他事情。（暂停一会儿，做3次呼吸）

● 当你坐在这里呼吸，脑子里可能时不时还出现其他念头。这一次，当你出现一个想法，或思考的过程，内心望着那个想法，就好像你在远处看着它一样。注意你的那一部分知觉，你是如何思考的。此外，注意你另一部分知觉，你或许正在观察、见证、注意到这个想法。你的思想和你，思考和思考者之间存在一个空间，这两者是分离的。再往前，在这一切的背后，是你，那是觉知本身。（暂停一会儿，做3次呼吸）

● 念头，你心的运动，你心的显现，就像天上的云，移动，变化，来来去去。它们形成，持续一段时间，然后消散，就像一朵云消失在稀薄的空气中。现在继续想象天空的云朵，把云朵想象成思想。他们来来去去。浩瀚的天空只是容许它们、容纳它们，而不在意它们。在浩瀚的天空，只是呼吸，你在你的天空头脑中休息。

● 你可以在这里看见各种景象，也许你看到一只鸟飞过你的天空思维。注意天空如何保持平静、开阔。让一朵云飘过天空，让它像云（或思想）一样移动和变化。

● 休息一会儿，继续想象并注意呼吸。在这里停留几分钟，并进行观察。

● 再做几次深呼吸，放松自己。准备好了，慢慢睁开眼睛。

讨论（10分钟）：

邀请每位学员分享体验。

学员1：这个练习我不怎么喜欢，一直听着，但感觉很烦躁，跟不下去，一直在想其他的事情。

学员2：这个练习给我的感觉像是在描述天空吧，听着还可以的，很放松，很轻松。

学员3：我想到了自己变成云朵，轻飘飘的感觉，很轻松，后面身体也是处在一种很放松的状态。

学员4：我感觉挺放松的，就是自己想象力不够，后面还是能感觉到身体软绵绵的，很舒服。

学员5：听着还好，感觉不是特别舒服，因为心里总在想其他事情，比较烦。

学员6:跟着练习走,但感受不到天空,虽然也很渴望天空,但是就是感觉不出来。

学员7:我感觉很不自在,有点奇怪的样子,不是练习的原因,是被其他事情打扰了,不怎么好。

学员8:这个我很喜欢,给我一种自由翱翔的感觉,觉得自己像一只小鸟,很舒服,很快乐。

学员9:自己状态不是特别好,但是能跟着老师的引导语拉回状态,感觉很放松很舒服。

学员10:这个练习给我的画面感不是很强,感受不出来天空的感觉,但还是能跟着老师的引导语走。

学员11:这个练习给我的感觉像是一只鸟儿在天空中尽情地感受自由,很放松。

学员12:感觉自己的身体浮在了天空之上,飘了起来,感觉自己的呼吸和云朵一样在天空浮动,非常放松。

练习12 大山冥想

"做人如山,山可以包罗万象;做人如水,水可以容纳万物。"

练习说明:这种冥想通常以坐姿进行,可以坐在地板上,也可以坐在椅子上。首先感受椅子或垫子对你的支撑,注意接触的实际感觉。

练习(大约15分钟):

● 坐在椅子或地板上,找到一个稳定和平衡的位置,以舒适但警觉的姿势保持臀部和肩膀的平衡,双手放在膝盖上或者你的膝盖两侧,手臂靠自己的重量垂下,像厚重的窗帘,稳定而放松。现在,感受你的身体,脚腿……臀部……下半身和上半身……手臂……肩膀……脖子……头……当你准备好,请你闭上眼睛,把意识带入呼吸,感受身体的感觉,感受每一次呼吸,吸入和呼出……让呼吸保持原样,不要试图以任何方式改变或调节它……让它自然而然地轻松流动,以自己的节奏和步调呼吸,直到你呼吸得很好。

● 现在,你无须做任何事情……让身体静止不动,带着一种尊严感、一种决心感、一种完整的感觉,就在这一刻,你的姿势反映了这种感觉,这种完整性……(长时间停顿)当你坐在这里,让一个形象在你的脑海中形成，最壮观的或你知道或见过或想象出来的美丽的大山……让它逐渐进入更大的焦点……即使它不是以视觉图像的形式出现，让这种感觉去感受大山的感觉，感受它的整体形态，它的巍峨山峰或高耸入云的山峰，植根于地壳的巨大基岩，它的陡峭的或缓缓倾斜的侧面……注意到它是多么巨大，多么坚实，多么静止，多么美丽，无论是从远处还是近距离……（停顿）

● 也许山顶上覆盖着白雪，树木一直延伸到山脚下或崎岖的花岗岩边……可能有溪流和瀑布从山坡上倾泻而下……可能有一座山峰或一系列山峰，或者有草地和湖……观察它，注意它的品质，当你觉得准备好了，看看你是否能带着山进入你自己的身体，这样你的身体和你心中的山，合二为一，当你坐在这里，你就可以分享巨大、静止和山的威严，你成为山。以坐姿为基础，你的头成为崇高的山峰，由其他身体部分一起支撑，你的整个身体就是山的全景。你的肩膀和手臂是山的两侧，你的臀部和腿是坚实的基础，扎根于你的坐垫或椅子，在你的身体中体验骨盆和脊柱深处的隆起感。随着每一次呼吸，当你继续坐着，你变得更像是一座会呼吸的山，生机勃勃，但在你内心的平静中坚定不移，完全是你自己，超越言语和思想，一个集中的、有根据的、不动的存在……当你坐在这里，开始意识到当阳光穿过天空时，山上的光、阴影和颜色几乎每时每刻都在变化。大山静止，但表面充满生机和活力……溪流、融化的雪、瀑布，植物和野生动物。

● 当你坐下时，看到并感觉到白天到黑夜，黑夜到白昼。灿烂的暖阳，接着是凉爽的夜空，繁星点点，渐渐地，新一天的黎明出现……经历了这一切，这座山就静静地坐着，每时每刻都在经历着变化，不断地变化，却永远只是自己。当季节交替流动时它仍然静止，天气每时每刻都在变化，一切都保持平静改变……夏天，山上没有雪，除了山峰或避免阳光直射的峭壁；秋天，山可能披上了一层炫丽的色彩；冬天，冰雪覆盖。在任何季节，它有时会发现自己被云雾笼罩，或被大雨覆盖。人们可能会来看这座山并评论它是多么美丽，或多云、多雨、多雾或黑暗，或许今天怎么看山都不太好。

● 这一切对这座山来说都不重要，它始终保持着它的本质。云来云去，游客喜不喜欢，人们是否看到它，在阳光下或云朵里，炙热或寒冷，白天或黑夜。山的壮丽不会因为这些而改变，它只是坐着，做它自己。有时会遇到狂风暴雨，会受到雪雨和难以想象的狂风的冲击震动。春天来了，树木长出了叶子，鲜花盛开在高高的山坡和草地上，鸟儿在树上歌唱，溪流溢出融化的雪水。经历了这一切，这座山继续坐着，不受天气和发生的事情的影响。在它的表面上，经历着表象的世界……通过变化的季节、变化的天气、潮起潮落的表面……同样地，当我们打坐时，我们可以学习体验山，我们可以在面对一切时体现相同的核心、坚定的静止和脚踏实地，这样或许有助于改变我们自己的生活，也许只改变了几秒钟，也许几小时，甚至几年。在我们的生活和冥想练习中，我们反复地体验到不断变化的自然身心和外部世界，我们有自己的光明和黑暗时期，活跃和不活跃，色彩斑斓的时刻和单调乏味的时刻。的确，我们在外部世界经历过不同强度的风暴，在我们自己的思想和身体中，在狂风、寒冷和雨水的冲击下，我们忍受着黑暗和痛苦的时期，享受着欢乐和振奋的时刻，甚至我们的外表不断变化，体验自己的天气……

● 通过在我们的冥想练习中成为一座山，我们可以与它的力量和稳定性联系起来，并为我们自己所用。我们可以利用它的能量来支持我们的能量，以正念、平等心和清明迎接每一刻。它可以帮助我们看到我们的想法和感受、我们的关注、我们的情绪、风暴和危机，即使是发生在我们身上的事情也很像地球上的天气和山。我们倾向于把这一切都看成是个人的，但它最强烈的特征是非个人的。我们自己生活中的天气不应是被我们忽视或否认的，而是要感到荣幸，感受它的变化无常，感受它的本质特征，并保持在意识中……以这种方式保持它，我们可以了解更深的寂静、宁静和智慧。如果我们能让它进入，大山可以教给我们更多……所以如果我们发现自己在某种程度上与山的力量和稳定性产生共鸣，你的坐姿，在你的冥想练习中会有所帮助，以提醒你真正地带着决心和清醒，正念地坐着意味着什么。(寂静……)

● 因此，在剩下的时间里，继续让自己维持大山的感受，在沉默中，一刻接一刻。

● 现在将响铃，如果你听不到铃声了，可以慢慢睁开眼睛。

讨论(10 分钟)：

邀请每位学员分享体验。

学员 1:这个练习挺好的,我还蛮喜欢的,一直在跟着走,心里也没有想乱七八糟的事情。

学员 2:你描述的情景感觉很清晰,一直在跟着,挺好的,感觉还是挺不错的。

学员 3:我感觉自己变成了山一样稳稳地坐在那里,但是后面慢慢地就迷糊了。

学员 4:我是一段一段的,有时候跟着老师,把自己比作大山,很稳,有时候走神,需要很久才能拉回来。

学员 5:听着有点烦躁,一直想睁着眼,代入不进去,前面那个身体扫描没有这种现象,这个就不知道什么原因很烦躁。

学员 6:我听着的时候脑子里一直有那种画面感,但是又感觉和自己联系不起来,所以没什么感觉。

学员 7:我前面还是挺投入的,也一直有画面在脑海中,但是后面想别的事情去了,没有拉回来。

学员 8:我不怎么喜欢这个,感觉自己想象不出来山的这种感受,听着听着就走神了,也不是特别舒服。

学员 9:感觉断断续续的,也想象不出来把自己比作大山,但还是能听到,能拉回当下的状态。

学员 10:我也和他们一样,对这个练习没什么感觉,听着听着走神了。

学员 11:感觉自己就像是大山一样,挺沉稳的,像一只迷途的羔羊,虽然知道自己是大山,但是就是代入不了。

学员 12:感觉自己变成大山,会沉稳、安静,就像生活一样,有很多的刺激和新鲜的东西。

三、第三周课程讲义

❖ 情绪觉知

正念是一种对当下正在发生的事情的非判断性意识状态,包括对自己的想法、感受和感官的认识。正念可以提升情绪的觉察能力,促进自我对人和事物的只是观察而不被其激起的能力，让内心平静，缓解负性情绪，从而改善人际关系。RAIN 练习是一种正念练习，可以帮助专注于当下，应对不舒服的想法和情绪。

练　习

正念练习 1：分离渴求

找到一个不受干扰的环境，选择一个舒适的坐姿。轻轻地闭上你的眼睛，把你的注意力转移到呼吸上。注意到自己的渴求，承认它的存在，拥抱它、接受它，并为它腾出空间，分离渴求，让自己通过体验这种互动的新方式去感受渴求，然后慢慢回到注意自己的身体、肌肉、呼吸。

正念练习 2：RAIN

以舒适的姿势坐下或躺下。闭上眼睛或让目光柔和。慢慢地、深深地呼吸。按照以下步骤操作，每一步都停留几分钟。

(1)R(Recognize，认识)：让自己在当下感到自在。慢慢融入周围的环境。识别你的想法、感受和身体感觉。大声或默默地对自己说出你的感受。

(2)A(Allow，允许)：像看电影一样观察你的体验。让你的想法、感受和身体感觉来来去去。放下任何评判，只是去感受你的感觉。你可能会告诉自己："这就是现在的情况。"

(3)I(Investigate，探查)：你脑子里在想什么词？你有什么情绪，它们在哪里？它们来自哪里？你的身体是如何体验这些感觉的？感觉你自己最脆弱的部分并反思它需要什么，比如接受、宽恕、爱或归属感。

(4)N(Non-identification，非认同)：善待你的经历。给自己一个安慰的信息，比如"我爱你"，"你没事"，或任何你需要的东西。想想朋友、家人、宠物或精神人物，想象他们的爱流向你。让治愈和同情流入心田，直到你感到平静和精神集中。

家庭作业

家庭作业：每日练习

(1)继续练习"呼吸冥想"和"身体扫描"。

(2)供选择：将正念带入你的生活，任何时候都可以练习。每天试图练习 5～10 分钟。

(3)供选择：注意自己在日常生活中是否出现负性情绪，试着练习RAIN冥想。

四、第三周课程练习记录

正式练习

本周至少进行六次呼吸练习或身体扫描。不要期望从这种练习中感受到任何特别的东西。反之，试着不要对它有所期望，是让你的体验成为你的体验。每次进行呼吸练习或身体扫描时，在下面的表格中做记录。在评论栏中，写几句话来提醒你对特定身体扫描的印象：出现了什么，感觉如何，你在身体感觉、情绪、想法等方面注意到了什么。重要的是练习后立即记录下来，因为时间久了很难清楚地回忆。请将正式练习记录在下面的正式练习日志中。

正式练习记录表

正式练习内容与时间	正式练习评论
例如：身体扫描，10 分钟。	我感觉自己在这个练习的时候特别容易专注，不会想太多其他的事情，我的注意力都集中在身体的感觉上。虽然我做这个练习的时候，偶尔也会走神，想一些其他的事情，但是我很快可以把注意力拉回到关注身体的感觉上来。练习后有一种非常放松的感觉。
第 1 天	
第 2 天	
第 3 天	

续表

正式练习内容与时间	正式练习评论
第 4 天	
第 5 天	
第 6 天	
第 7 天	

非正式练习

非正式练习:这周的每一天,看看你是否可以将正念意识带入一些其他常规活动。例如,起床、洗漱、参加活动。记住正念行走练习,你也可以以此为契机,在身体活动时带来正念觉知。每晚睡前,看看你是否能回忆起至少一个“简单的正念意识”例子,并将其记录在下面的非正式练习日志中。

非正式练习记录表

当时如何?你在哪里?和谁在一起?你在做什么?	在你决定正念体验之前,你注意到了什么想法和感觉?	当你有意识地做这件事时,你注意到了什么想法和感觉?	你从中学到了什么?	当你写下这些内容时,注意到了什么想法和感觉?
例如:下班时因为还有重要工作需要完成,不能准时下班,觉得很郁闷。	我感觉心情很低落,不开心,不想做事,想着“要是现在能回家多好!”	我感觉到了胃部稍微有点紧缩感,感受着对着电脑打字的双手动作和键盘声音。	关注身体感觉,将我带入此时此地,原来打字还能这样全身心地察觉双手的感觉。	感受着我的坐姿、打字速度,感受着手关节的活动,感谢工作带给我的价值感。

续表

第 1 天				
第 2 天				
第 3 天				
第 4 天				
第 5 天				
第 6 天				
第 7 天				

第四周　正念驯服渴求

你无法阻止海浪，但你可以学习如何冲浪。

You can't stop the waves but you can learn how to surf.

——乔·卡巴·金(Jon Kabat-Zinn)

作为人类，我们可以通过回忆来重现早已逝去的过去，我们可以思考所有经历过的不幸，所有令人尴尬或后悔的行为，而对于这些可能会给我们带来羞耻、悲伤、失望、痛苦等情绪，我们的头脑可能会反复回忆和思考，并害怕或担心这样的事情再次发生。而这一切都能导致我们对成瘾物质或行为的上瘾并产生渴求。能够记住我们的过去并思考未来，是非常重要的生存功能。我们学习总结过去的经验，并为面临的潜在问题做好准备。但当我们陷入困境并且无法停止思考时会发生什么呢？会对过去感到悔恨，对未来感到担心，但事实上，我们能把握的只有当下。

一、第四周课程准备

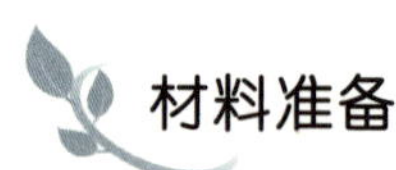

材料准备

(1)第四周课程内容提纲；

(2)第四周讲义；

(3)练习记录——正式练习；

(4)练习记录——非正式练习；

(5)写字板与笔；

(6)钟表；

(7)铃铛；

(8)练习音频。

课程安排(2小时/120分钟)

(1)回顾练习:正念呼吸(练习5分钟+分享体验5分钟)；

(2)回顾练习:正念行走(练习5分钟+分享体验5分钟)；

(3)驯服渴求之马(10分钟)；

(4)练习13:正念想法与渴求(练习10分钟+分享体验10分钟)；

(5)课间休息(10分钟)；

(6)高危情景(5分钟)；

(7)练习14:高危情景之SOBER(清醒)呼吸空间法(练习5分钟+分享体验10分钟)；

(8)练习15:聆听冥想(练习10分钟+分享体验10分钟)；

(9)练习16:正念呼吸2(练习10分钟+分享体验10分钟)；

(10)总结本周课程并简单介绍下一周课程。

二、第四周课程简介

驯服渴求之马(10分钟)

1. 自动导航

在第一周的内容中我们已经简单介绍过正念是关闭自动导航并获得更多满足感的关键点，本周的内容将围绕自动导航展开更详细的阐述。

“我人生的大部分时间都在沉浸在自己的思绪中。要么试图重温我生活中的一些美好时刻，要么担忧暗淡的未来。为了不去想我所经历的所有可怕瞬间，不去想我伤害过或辜负过的人，为了不去回忆我所做的所有可怕的事情，不去感受与之相关的所有痛苦，我只能喝酒，一次又一次地喝酒。但是在喝酒时，我会进一步伤害自己和他人，最终发生更多令我后悔的、不愿再去回忆的事情。另外，最让我痛苦的事情是思考未来，我害怕我艰难的处境会继续下去，我的未来将一样糟糕或更糟糕。我看不见未来，于是我又只能一次又一次地喝酒。但我真的很厌倦这一切！"

大脑能够回忆过去并思考未来，这是一项非常重要的生存功能。具有这项能力，个体可以从以往经验中吸取教训，并为未来可能出现的情境做好前瞻性准备。但个体无法停止反思过去或过度忧虑未来时，就会陷入困境。困境的产生并非源自这种能力本身，而在于个体被困住了——不再活在当下。这种状态可能会进一步引发个体对成瘾物质或食物的渴求。

可以通过画三个圆圈的简单方式来评估个体对过去、现在和未来的关注程度。其中，第一个圆圈代表个体思索过去所花的时间长短，包括美好的时光和令人遗憾的回忆；第二个圆圈代表个体关注当下所花的时间长短；最后一个圆圈，代表个体考虑未来所花的时间长短，包括未来的计划、对未来的忧虑和未来需要完成的工作。圆圈的大小表示个体思索过去、现在和未来的时间长短，思索时间越长圆圈越大。对于大多数个体而言，三个圈的比例如图 5 所示。

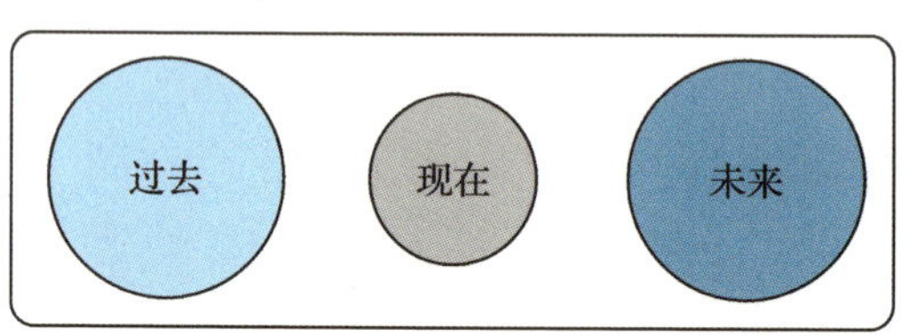

图 5　过去、现在、未来

大多数人都活在自己的头脑中，而不是当前的情境中，他们思考着过去和未来，却不太关注现在，从而迷失在自己的思绪中，失去了对当下的应对能力。在这种境况下，个体就失去了基于重要价值观作出行动选择的能力，而陷入思绪、渴求、遗憾和恐惧的漩涡。本小节开篇的故事是一个典型的例子，充分展示了这种陷入后悔过去和恐惧未来的挣扎。

当个体迷失于内在思绪而错失当下，其状态可以被描述为进入了自动导航模式。在自动导航模式下，一种例行习惯会接管个体的行动。对于与渴求作斗争的个体来说，自动导航模式会使他们不再清醒，他们可能会无意识地执行一系列例行习惯，例如不经意地吸一支香烟或喝一杯酒，甚至都无法回忆起这两样东西是如何出现在自己手中的。类似的情况也常在进食的时候发生。例如，原本只想吃一把薯片，结果却无意识地摄入了远超预期的数量。这种无意识的行动状态，会导致更多的时间和机会被虚耗，当个体意识到这一点后，又会陷入悔恨和自责，将自己视为失败者。当个体产生这种感觉时，渴求就会出现。而在无意识的自动导航模式下，这些渴求将难以抵挡。

2. 自动导航的代价

许多研究探究了生活在自动导航模式下的代价，以下是一些主要的代价。

代价 1：导致个体不快乐，感到不满足

一项发表于期刊 *Science* 的研究，对超过 5000 名个体进行了调查，在一天中多个不可预测的时刻，要求他们报告自己此刻的注意力是专注在任务上还是游离的，同时记录他们此刻的快乐程度。研究发现，约 47% 的时间内，参与者的思维处在游离状态，而这些时间与快乐感降低相关[23]。当个体的思绪被带到过去或未来时，他们会感到不快乐、不满意、更加担忧和紧张。这种情况发生的原因在于当过于关注过去或未来时，个体就失去了真正体验当下美好时刻的机会，无法充分享受令人愉快的时刻。这一现象类似于戴着耳塞欣赏自己最喜欢的音乐。

代价 2：导致个体错过当下

我们通过一个例子来说明这一代价。女儿回家后，兴奋地告诉父亲她在科学课上得了好成绩。尽管父亲对此感到由衷的喜悦，然而在聆听女儿述说的过程中，他的思绪飘到了他的过去。他想起来自己过去在科学方面也表现出色，有一位老师还曾告诉他，他应该成为一名工程师。接着他的思绪陷入一些黑暗的回忆：他未能上大学，未能获得任何成就。这些回忆勾起了对酒的渴求，他站起来，脱口而出："我需要喝一杯！"这一举动引发了女儿的诧异和失望，她怒声质问："你就对我说这些吗？你真的要喝酒吗？我和你分享这些多余吗？"父亲立刻意识到，由于他的思绪陷入了过去，他错失了当下。他与当下现实隔绝了，错过了对女儿的成就表达自豪，与女儿沟通，对女儿表达情感的机会。当个体迷失在过去或未来时，会错失此时此刻正在发生的事情或当下自己想要做的事情。

代价3:导致个体的行为与价值观不符

前文所述父女间的故事也清楚揭示了这一代价。父亲的行为并不符合他想要成为一个支持和鼓励女儿的父亲的价值观。他未能向女儿表达自豪之情，也未给女儿提供鼓励或支持。在自动导航模式下，他只是自顾自地说需要喝一杯，而这绝不是他想要在女儿面前表现的方式。

在渴求和成瘾行为方面，当个体处于自动导航模式时，渴求一旦出现时，个体就会急于采取行动满足渴求。个体忽略了渴求存在时限这一事实，即渴求会来也会去，强烈的渴求持续时间很短。在自动导航模式下，个体错过了察觉渴求的最初迹象(可能是生理变化、口腔中的特殊感觉等)，也错过了根据自己的价值观选择行动的机会。图6展示了典型的渴求波(渴求强度随时间变化的情况)。当渴求变强时，个体通常无法忍受，最终会采取行动(进食、饮酒、吸烟或吸毒)，渴求强度随之下降。当下一次渴求出现，个体会再次使用物质，从而最终陷入成瘾行为。相反，如果个体能够觉察和识别出渴求的迹象，了解渴求的波动模式，以及理解渴求如何在几分钟内出现和减退，个体就能够驾驭渴求，有意识地主动选择自己的行为，从而不再陷入以成瘾行为回应渴求的陷阱中。

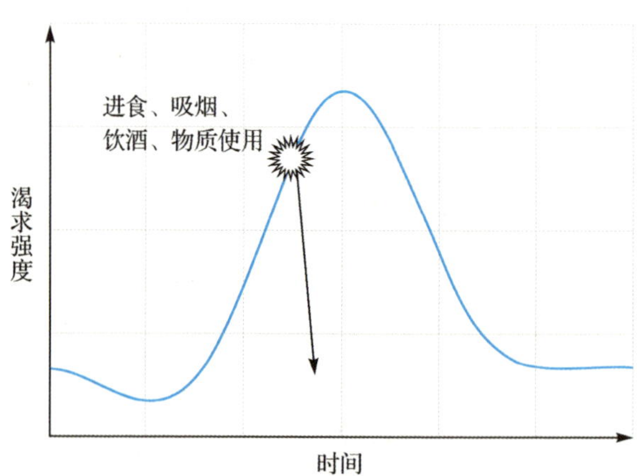

图6　渴求强度随时间的变化

3. 自动导航的功能

既然自动导航模式的危害如此之大，为什么还让它存在呢？这是因为自动导航模式就像情绪一样，它的存在也具有几个重要的作用：

(1)自动导航模式节省时间和精力

当进行一项新任务时，个体必须思考任务的每一个步骤，例如个体学骑自行车时需要思考脚应该怎么踩，下一个动作应该是什么，这使得任务看起来难以完成。然而通过反复练习，个体逐渐掌握新任务，进行这些任务逐渐成了一种自动化的过程。例如，在学会骑车后，个体骑车时几乎无须花费精力思考每个步骤，行动已经自动化。而这为个体做其他事情腾出了思考的时间和精力，这正是日常习惯会形成的原因所在。进入自动导航模式有助于节省精力，以便个体把精力用于应对不太熟悉或需要集中精力和脑力处理的事务上来。

(2)自动导航模式帮助我们从错误中学习

当个体的思绪游离到过去，回忆起过去曾犯下的错误时，往往会回顾当时的情境，思考当时自己做错了什么，当时自己应该怎么做。这一方法在教育中具有积极意义，有助于个体从过去的错误中吸取教训，从而能够在未来类似情境下采取不同的做法。当个体陷入困境，反思过去发生的错误时，问题就会出现，正如前文所讨论的那样。

(3)自动导航模式帮助我们更有效地适应生存环境

思考未来可能出现的问题为人类提供了非常重要的生存优势。它能够帮助个体为未来潜在事件做好准备，帮助个体找到解决未来潜在困难的办法。只不过当个体过度关注未来，特别是沉浸在恐惧和担忧时，个体就会被未来困住，问题随之出现。

(4)自动导航模式保护我们免受情感痛苦

沉浸于思绪之中具有回避现实痛苦功能。在面对压力、恐惧、忧虑和痛苦情感时，自动导航模式能起到短暂的缓解作用。尽管自动导航在当下的情景中具有一定的功能，但从长远来看，它会引发更多的问题、分离(disconnection)和痛苦。

(5)自动导航模式带来愉悦感

回忆过去的美好时光，想象未来期望做的事情，想去的地方，以及期望与之共度时光的人，都可以带来愉悦和温暖的感觉。但即使是令人愉悦的感觉和想法也可能成为渴求的触发因素。同样地，如果个体陷入了“我永远不会再拥有这些”的功能失调思维当中，或是渴求来临时选择使用成瘾物质，自动导航模式的功能就会适得其反。

4. 驯服渴求之马

尽管大脑进入自动导航模式，可以从回忆过去或想象未来中获益，但它也可能会把个体引向渴求的歧途，使个体再次陷入成瘾行为。幸运的是，个体可以学会驾驭自己的“渴求之马”。

对于驯马而言，非强制性手段是最好的驯马手段，即用一根长绳将马牵引到空旷的草地，在马儿体验自由奔跑的同时，驯马师慢慢拉紧绳子，直到马儿逐渐适应，最终自然停下，而后，驯马师靠近、喂食、抚摸马匹。随着时间的推移，这一过程会帮助驯马师驯服马匹。

个体可以采用同样温和的方式来应对自己的思绪，这种方式就是第一周开始就提到过的正念。通过正念练习，个体将能面对生活中出现的一切，包括渴求，个体将更容易把注意力拉回当下，驯服自己的“渴求之马”。

正念涉及训练个体有意识、灵活地集中注意力，以一种温和、不带评判的方式关注当下[36]。首先，“有意识”意味着个体将注意力有意识地（走出自动导航模式）集中在自己的内部（思想、情感、记忆）或外部（事物、活动、他人等）的某一方面。本书前几周教授的呼吸冥想，即将注意力集中在呼吸上，关注、觉察、改变呼吸的频率和深浅就是一个简单的正念练习。“关注当下”则表明个体只觉察和探索此刻正在发生的事情，而不会关注几小时、几天或几年前或几年后发生的事情。此外，个体的思维通常被训练成要去评判、批评、审查、比较、对比等，这会使得个体脱离当下。“温和而不带评判”的觉察可以让个体从自动导航模式回到当下。实际上，这是个体唯一可以做出行动、解决问题并在生活中做出改变的地方。最后，“灵活地”则意味着个体需要区分何时自动导航有所助益，何时自动导航与自己的价值观和期望的行为不一致。

对正念概念的误解会导致人们在驯服渴求之马时失败。许多个体出于对正念概念的误解，可能会拒绝接受正念概念，或者对自己能够掌握正念产生怀疑。实际上，学会这种新方法不需要花费太长时间，只不过需要反复练习。正念就像一块肌肉，练习得越多，就会变得越强，也会变得越容易。下面将探讨和澄清一些对于正念概念常见的误解，帮助人们掌握正念这一方法。

误解 1：我无法停止思考，我无法放空大脑，我仍然会有渴求

正念不是让大脑停止思考，放空头脑，或者让个体远离渴求和令人困扰的情感或思想。相反，正念是觉察和注意当下出现的一切，其目的在于识别个体当下的想法和感受，在渴求出现时识别出渴求。一旦个体开始觉察，就会意识到自己正在此时此刻，从而能够自主选择如何回应自己的思绪和渴求。

误解 2：我不想被卷入宗教

这种担忧的出现往往是因为个体混淆了正念与常见于东方哲学、宗教相关的冥想实践。尽管正念练习中所使用的一些练习确实类似于某些形式的冥想，但正念的目的并不是建立个体与超自然力量的联系，也不是要向个体灌输任何形式的宗教实践。事实上，正念从这些宗教实践中汲取了科学研究发现的有益的概念，并使其服务于正念的目的：将个体的注意力带到当下，使得个体远离自己思绪和情绪的迷宫。

误解 3：我正在尝试这些练习，但我并未感到放松或能积极思考

对于一些参与正念练习的个体而言，放松或平静可能会作为集中注意力、平缓思绪、自我觉察的副作用而出现。但正念的目标并不是放松和平静，也不是激发“积极”思绪和情绪（积极用引号框起以表明所有情绪都只是情绪，情绪本质上并不带有积极或消极的属性，此种二元分类并无实质益处）。

在正念练习时，令人困扰的情绪和思绪实际上常常出现，这为练习前几周学习的接纳和分离技巧提供了很好的机会。通过觉察情绪和思绪，个体能够开始以不同的视角看待它们，这有助于给个体一个空间，更好地引导个体选择基于价值观的行动，而不是渴求来了就出现吸毒、吸烟或从事其他成瘾行为。

5. 日常生活中的正念

正念的目标是为个体提供处理渴求并改变生活所需的技能，个体可以自由选择那些对自己有帮助的技能，为己所用。除了正式的正念练习，还有非正式的正念练习可以将个体的注意力引导至此时此刻，将个体与观察性自我联结在一起。本书提供一些示例，展示如何在没有正式练习或闭眼练习的情况下进行非正式的正念练习，将正念融入日常生活。例如，利用五感（听觉、视觉、嗅觉、味觉和触觉）觉察当下，带着好奇心不加评判地觉察大脑中的思维。个体也可以发挥自己的创造力，寻找自己在日常生活中保持正念的方式。对日常作息（洗澡、刷牙、穿衣和脱衣、整理床铺、上班开车、做家务、烹饪）的全身心投入，会令个体感到更加愉快，觉得这些活动或爱好更有意义、更有趣味。

总的来说，个体可以将注意力和关注点带到日常生活中的任何事情上，可以有数百种方法练习正念技能，提高正念水平。本书提供了一些示例，同时也鼓励个体寻找自己的练习方式。个体越多地练习将注意力和关注点带到自己正在做的事情上，就会从练习中获得越多的益处。这些益处包括节省时间（如，当个体想去杂货店时，不会自动导航驾车去别的地方）、节省能量、与所爱之人建立更多的连接，从活动中获得更强的愉悦感。即使在进行并不那么愉快的活动时，关注当下也有助于个体留意到实际上可能并不那么糟糕的部分。而对于应对渴求而言，无论渴求是否出现，关注当下都能够帮助个体为渴求留出空间，使得个体能够自主选择做出符合自己意愿的行动，从而不再被渴求困扰。随着时间的推移，正念练习甚至可能会减少渴求本身的次数和程度。

练习 13　正念想法与渴求

练习说明：每当出现渴求的时候，可以感受一下渴求本身，感受它来了又走，看看自己是否可以只是去感受它，不把它与自己连为一体。练习结束后可以问自己，当渴求来的时候，是否可以温柔以待。如果没有明显的渴求，也可以想象曾经出现过渴求时的感受，问自己能否带着正念来接纳它。只有平时多练习，才能在渴求真正来临的时候更好地（带着正念）应对它。

练习（10 分钟）：

- 首先在一个不受干扰的环境中，找到一个舒适的坐姿。轻轻地闭上你的眼睛，把你的注意力转移到你的呼吸上。专注于每一次轻柔的吸气和呼气，注意自然的胸部起伏节奏。现在，继续关注呼吸，做几次深呼吸，让自己放松一些，再放松……几次深呼吸后，恢复正常速度的呼吸，感受呼吸的感觉。

● 现在，在你感受轻柔的呼吸、自然流动的呼吸时，同时去想象或感受一种渴求的形成，也许是对吸烟的渴求，也许是对赌博的渴求，也许是对毒品的渴求。

● 这种渴求，它看起来像一个老熟人，你和它之间非常熟悉。

● 如果很难引起这种感觉，你可以回忆一下曾经你感受到这种渴求的时候是什么样的感受。花点儿时间再去注意，你注意到出现什么感受了吗？当这种渴求出现时，你的内心、你的身体有什么感受？注意你的整个身体，你的呼吸、肌肉和皮肤的变化。当你注意到这些变化时，继续感受呼吸。

● 让自己注意到自己的渴求时，承认它的存在，与之共呼吸。它出现在哪里？在你的身体之内，还是在你的身体之外？它有什么样的形状？什么颜色？温度如何？它从哪里开始，在哪里结束？看看你能不能在脑海中只是去感受它，让它待在那里，拥抱它，就如你拿着一个软软的毛绒玩具，就如你抚摸自己最喜欢的小动物一样，轻轻抚摸它。当你拥抱它、爱抚它时，请注意它的变化。

● 另外，随着你与渴求互动方式的变化，随着这种温柔而拥抱的互动方式的增加，注意你自己的身体和心理的反应有什么改变。继续感受你的心情，你的渴求，看着它，探索它，温柔地抱着它，并抚摸它。

● 可以试着以不同的方式去感受渴求，采取任何友好的互动方式去感受渴求都可以，因为你想过一种更有意义的人生。试着问自己：对我来说什么是重要的？渴求不是我，我是我，它是它。渴求也不能掌控我，我可以与渴求化敌为友，我可以远远地观察它，看着它，甚至拥抱它，但是我并不受它控制。

● 随着你拥抱它、接受它，并为它腾出空间，你可能会注意到它对你的要求也在改变，它可能不再想要控制你，它对你也温柔以待。

● 想象你抱着一个易碎的玻璃花瓶，以这样的方式去温柔地抱着渴求。当你继续爱抚这种渴求时，去感受渴求，就像感受所有其他的感觉和想法一样。

● 曾经或现在，渴求或许是服务于某种目的的行为，如吸烟、吸毒。问问自己是否可以为这种孤立无援的渴求带来的感觉腾出空间，它不必成为你的敌人。你可以选择按原来的样子去查看它——可能有一堆的感觉、感受和想法。如果你的头脑告诉你，你不应该拥有它，那你愿意腾出一个空间给它吗？在你脑子里，搜索并找到一个合适的地方，为这种渴求安家。建造它，想象有这样一个家，可以把渴求放置在里面。告诉它，它现在有一个可以住的家，你可以不再为摆脱它而战。承认它可能会时不时地拜访你，你会愿意采取行动让它继续在那里，而你继续过有目标、有活力、更健康的生活。

● 让自己体验以这种互动的新方式去感受渴求，然后慢慢回到注意你的身体，你的肌肉，你的呼吸。请注意，当你这样做时，你驾驭了渴求的浪潮，你在渴求的浪潮中脱身而出。

● 现在，慢慢恢复你的呼吸，感受你正坐在这个温暖而安全的房间，当铃响起，等待你听不到铃声的时候，你可以慢慢地睁开双眼。

讨论(10 分钟)：

邀请每位学员分享体验。

学员 1：我现在没有一点渴求，我感觉脑子空空的，没什么想说的。

学员 2：没有乱七八糟想什么，觉得引导语把我引导得灵魂和肉体都很舒服的感觉，有种被安抚的感觉，但是自己有些后悔和愧疚。

学员 3：感觉自己练习的时候虽然能跟着老师的话走，但眼睛睁开就忘了，也没什么其他的感受。

学员 4：也没啥感受的，就想到了对海洛因有过这种感觉，对这些事情有点后悔的感觉。

辅导老师：是对曾经做过的事情后悔吗？你在练习的时候能感受到当你有想去做这些事情而不去行动的想法吗？

学员 4：不是，就是有这种感到后悔的想法，比如没吃(毒)的时候很想吃，但吃完了就后悔的想法。

辅导老师：其实这个想就是一种渴求，对不对？我们通过这种练习，当有这个渴求的时候，我们就只是去感受这种想法，而不是去付诸行动，能体验到这个吗？

学员 4：现在还没有体验到。

辅导老师：没关系，我们慢慢来（这是第一次练习后的分享，后面几次练习时学员体验到了）。

学员 5：自己走神想别的事去了，到后面才反应过来自己还在上课做正念练习，后面可以把自己拉回当下，跟着引导语走。

学员 6：脑子很乱，有点烦躁，受到自己心情的影响，没有听进去。

辅导老师：没事的，当自己走神的时候，或者很烦很乱的时候，就去感受一下自己的呼吸，要记得把自己拉回到当下的感觉。

学员 7：感觉自己能够感受到这种想法，也都能够听进去。

学员 8：自己没怎么静下心来，感觉不是特别好，没之前那么好。

学员 9：这次练习我静下心来了，也没在想其他东西，能够很投入地跟着引导语走，很好的感觉，我觉得自己可以更好地应对渴求了。

学员 10：这个感觉还好吧，就是觉得有走动的声音影响到我了，出来又进来的声音，还是要安静点。

学员 11：我本来有很多渴求的画面，包括吸烟、吸毒等，但是后面我把所有的渴求都摆出来放在一起的时候，又没有这种想法了，一直想着吃东西。

学员 12：我也是想吃东西，想到了很多渴求，感觉自己的渴求很多。

辅导老师：渴求是每个人都会有的很正常的反应，例如：当我们饿的时候会对食物产生渴求、渴的时候会对水会产生渴求、喜欢上某个人的时候会思念他这也是一种渴求；但是渴求有好的或坏的，当出现坏的渴求时，我们也要想办法去感受它去接纳它，而不要付诸吸毒、吸烟等行动。

高危情景（5 分钟）

列举高危情景（2 分钟），并与学员交流自己的高危情景（3 分钟）。

复发的高风险情况与偶尔一次复吸（单次滑倒）不一样，偶尔一次复吸是一种单一的、短期的事件，而复发或复吸意味着在一段时间内完全恢复使用某种成瘾物质，例如完全回到之前的吸毒状态或吸烟状态。了解哪些是我们面临复发的高风险情景或情况，对预防复发特别有帮助。这样，我们能够更加了解这些情况并未雨绸缪。让我们回顾并讨论一些常见的导致复发的情景。

消极/负面情绪状态，如愤怒、焦虑、抑郁、沮丧和无聊，也被称为个人内部高风险情况，与复发密切相关[37]。这些情绪状态可能主要是由对某些情况的内心感知（例如，下班回家后看到空荡荡的房子感到无聊或孤独，与妻子/丈夫吵架后感到生气或抑郁）或对环境事件的反应（例如，对即将被裁员感到愤怒或焦虑，对被冤枉感到很委屈或沮丧）引起的。

积极/正面情绪状态，例如结婚等庆祝活动，遇到老朋友一起聚餐，考试通过。

人际关系，与另一个人或一群人的关系处于紧张状态（即人际高风险情况），特别是人际冲突（如与家庭成员或同事的争吵）会导致负面情绪，从而可能导致复发。研究发现，超过 50％的复发与个人内部的负面情绪状态和人际冲突情况都紧密相关[38]。

社会压力，包括直接的言语压力和非言语劝说的间接压力（如周围有其他人都在喝酒），超过 20％ 的复发与这些社会压力有关[38]。

相关情景，接触与毒品、烟、酒等成瘾物质相关的刺激或暗示，很容易诱发渴求，导致复发。例如，嗜酒的人看到酒精饮料的广告或路过自己最喜欢的酒吧可能导致复饮。

练习 14　高危情景之 SOBER（清醒）呼吸空间法

到目前为止，我们在上课期间和课后都进行了很多长时间的冥想。我们现在想要开始将这种高危情景之 SOBER（清醒）呼吸空间法练习带入我们的生活，帮助我们应对日常挑战、压力情况、触发因素等。这是一个你几乎可以随时随地进行的练习，因为它非常简短且非常简单。当我们发现自己处于压力或高风险的情况下时，做这个练习特别有用。正如我们上周所讨论的，当我们被自己或环境中的事情触发时，我们往往会进入自动导航模式，这可能会导致我们的行为方式不符合我们的最佳利益。而 SOBER 呼吸空间法是一种可以帮助我们走出自动导航模式并更加了解和注意我们的行为的技巧。

练习（5 分钟）：

● 现在，让我们一起试一下这个练习，特别是你在面临诱惑想要再次去吸烟、饮酒、吸毒的时候，这个练习非常有帮助。站立或坐在椅子上，你可以闭上眼睛，也可以睁着眼睛，完成下面五步骤。

◇ 第一步：Stop or slow down——停下

在你所在的地方停下来或减速，无论你身处何处，请停一下，觉察当下这一刻，将意识带入，选择退出自动导航模式。

◇ 第二步：Observe——观察

现在只是观察在当下发生的事情，你的身体感受，你的情绪以及想法。你在当下这一刻的体验是什么？你注意到什么样的感觉？你的身体有没有不适感或紧张感？现在出现了什么想法？你注意到了什么样的情绪？这种情绪在你身体的什么部位？只要承认这就是现在的体验就可以了。

◇ 第三步：Breathing——呼吸

你对此时此刻正在发生的事情有一种感觉，现在集中你的注意力，把关注点仅放到呼吸的感觉上来。你感觉到这一刻正在发生的状况，尽你所能，在每一刻，在每次呼吸时集中注意力，把关注点放到吸气和呼气、胸部和腹部的起伏上。每时每刻，吸气、呼气，尽你所能。

◇ 第四步：Expand——扩展

再次扩展觉察的范围，将全身的感觉和你所处的环境纳入其中。保持让你的整个身体处于这种柔和以及更加包容的觉察之下。

◇ 第五步：Respond——回应

在这种状态下，你或许能够带着更多的觉察对任何情境作出带着“正念”的回应。

● 现在铃声响起，当你听不到铃声时，可以缓缓地睁开眼睛。

讨论（10 分钟）：

邀请每位学员分享体验。

学员 1：我的烟瘾大，起床、睡前都会特别想着来上一支烟，烟瘾犯了的时候毒品都不想，我觉得这个练习非常适合我，以后有烟瘾了，我就做这个练习。

学员 2：感觉自己在寂寞、无聊的时候，甚至开心的时候也有，应该都是我的高危情景。

学员 3：我没什么高危情景，也不是很想去玩这个东西（毒品），但是玩手机的瘾挺大的，这个练习可以用于帮助我减少使用手机。

学员 4：我就是无聊的时候挺高危的，感觉没有毒品就没有意义了，主要是没毒品的时候戒断反应挺大。

学员5:我是在和朋友出去玩的时候,或者喝酒的时候想去玩这个东西(毒品)来醒酒,感觉这个东西对我醒酒有帮助就会想玩。

学员6:我也是,自己高兴、开心的时候,家里面爆发冲突或者有情绪问题的时候,都是我的高危情景。

学员7:我感觉自己也是在有情绪问题的时候没解决好,但是我的烟瘾比毒瘾大很多,总是想吸烟。

学员8:我和她一样,烟瘾大于玩这个东西的瘾,总是想吸烟,但是这个东西的话没怎么想。

学员9:我的话就是赌博的瘾大,非常大,输了钱又觉得自己不会这么背,继续赌,再赌输了钱就想不通,然后就会去吸毒。

学员10:什么情况下都会想着吸烟,从这里出去了之后想吸烟,在家里面对孩子时也会吸烟。

学员11:我的烟瘾也是很大的,和他们一样吧,只要别人把烟摆到桌子上就会想吸烟,看到了就想的这种。

学员12:我对吃辣很上瘾,一个人的时候什么辣椒都吃,就是想着吃辣椒,在家时家里人还会控制一下我。

练习15　聆听冥想

练习说明:可以选择风铃、铃或其他发声柔和的乐器声音。这个练习将有助于让忙碌的头脑平静下来,把我们的心带回当下。我们只是尽自己所能地集中注意力去聆听当下的声音,感受当下的感觉。

练习最好从闭上眼睛开始,以便更好地将注意力集中在你的身心体验上。但请做对你来说最舒服的事情,如果你睁着眼睛做练习更舒服,那请睁开眼并让目光落在你面前一两米范围内的地板或墙上的一个地方,保持你的注意力柔和,这样你就只是让你的眼睛休息在那里,而不是真正看任何东西。

练习(10分钟):

- 通过注意你所处的姿势开始冥想练习。你可能是站着、坐着或躺着,准确地注意你的身体,看看你是否能适应此时此刻你身体中出现的任何感觉,可能有沉重或轻盈、压力、重量,可能有振动、脉动、运动、温暖、凉爽,这些感觉可以出现在你身体的任何地方。你所要做的就是注意他们,带着好奇心和兴趣注意正在发生的事情。

● 现在，先关注我们的呼吸。身体哪里可以感受到呼吸的感觉？是在肚子里吗？是在胸口吗？也许是在鼻子或口中？在哪里并不重要，我们只需将注意力集中在呼吸和感觉呼吸上，吸气、呼气……。呼吸感觉如何？简单地继续正常呼吸。当你呼吸时，放松一下。除了全身心投入并感受之外，没什么别的事情需要做。现在放下身体的感觉，然后将注意力转向声音，房间内部或外部，可能会发出各种各样的声音，响亮的声音、舒缓的声音。你还可以注意到声音之间的沉默，声音的来来去去。我们头脑的一种倾向是想要思考声音。开始编一个关于声音的故事。或者我们对此有反应：我喜欢它，我不喜欢它。看看是否可以简单地听声音，带着好奇和兴趣注意它，感受声音的来来去去。现在再一次注意你的身体站立、坐着或躺着的姿势。注意任何对你来说明显的身体感觉。

● 接下来，继续尝试收听你周围能听到的任何其他声音，并告诉自己：我很平静，很安静。因此，我能够听到时钟的滴答声、走廊里卧室外的声音或窗外的声音。如果你的心走神，如果你做白日梦，那也没关系，每当这种情况发生时，我们都会注意到这一点，并再次将我们的注意力带回我们正在尝试聆听的声音上。在这里，我们可以将注意力集中在特定的声音上。仔细聆听，听到任何声音，想象任何浮现在脑海中的词，或者任何让你想起的东西。只需专注于你脑海中的文字或图像，它们是否已经与声音联系在了一起。

● 现在，再听听声音，也可以移动到房间的其他位置并再次聆听声音。声音的来源有变化吗？似乎是从不同的方向传来的。现在我邀请你将注意力集中在正念倾听的体验上，扩大你的听力范围，聆听你能听到的最远的声音。可能是远处背景中某人的低语声、关门声或汽车驶过的急促声。注意这些声音在体外的运动。让它们来来去去，就像呼吸来来去去一样。对于一些人来说，听到的声音可能会让他们感到舒服；对于部分人来说，声音可能是中性的；对于另外一些人来说，听到的声音可能令他们不愉快。我们的想法是接受体验本身，无论是愉快的、中性的还是不愉快的，只要注意它，就知道它转瞬即逝。通过将自己与这种注意力保持一致，可以获得更全面的体验，不要评判你的经历，而要接受它本来的样子，带着善意去体验。

● 再一次，邀请你将注意力转移到你周围更直接的声音上，可能是窗外鸟儿鸣叫的声音，也许有背景音乐，甚至是电脑的嗡嗡声，注意你周围的这些声音，聆听、体验每一个声音的出现和消失。你可以尽最大努力将这种扩展和接受的意识带入你一天中的其余时间。不要评判你所听到的，只是聆听、观察，让每一个声音保持其本来的面目，而不是要改变它。仔细听声音，每次可能来自不同的方向。现在我邀请你注意来自身体内部的声音，轻轻地聆听你自己的呼吸声，聆听身体的感觉。你可能会意识到呼吸进入和离开鼻孔的声音，你可能会感觉到自己的心跳声或胃部咕咕叫的声音，你甚至可能会注意到声音来自寂静感，以好奇的态度关注声音和感觉，就好像你第一次意识到这些经历一样。如果你变得焦躁或不耐烦，请注意这些感觉，尽可能友善地把你的注意力转回倾听内心的感受、想法、情绪和声音的体验上。

● 现在，做几次深呼吸，注意呼吸声的弧度，注意它们如何出现、徘徊和消失。冥想最伟大的礼物之一就是注意，注意你的感受，而不是屈服于判断、坚持、忽视或推开的冲动。让每一次吸气都是一个新的开始，每一次呼气都是一次放手，完全专注于声音。现在，从你的脚开始，同时将注意力集中在身体的不同部位，继续呼吸，再做几次深呼吸，放松一下，聆听呼吸时的声音。以舒适的方式再次伸展身体，并注意你的感觉。

● 现在，铃声将响起，当你听不到铃声的时候，可以慢慢睁开眼睛。睁开眼睛后，可以将注意力转移到周围环境。

讨论(10 分钟)：

邀请每位学员分享体验。

学员 1：还没反应过来就结束了，有一点点走神，但还是很放松的，能跟着老师走。

学员 2：这个练习感觉声音一下远一下近，不是句句都能够听得很清晰，但是都听进去了。

学员 3：我也没有反应过来，就是在感受着周围的声音，没有去想事情，很沉浸在这个感受当中，所以没反应过来。

学员 4：我好像是能感受到周边一起练习的人呼吸的声音，也是比较投入在其中的，睁开眼还是挺轻松的。

学员 5：我感受到了，空调的声音，呼吸的声音，还有自己心跳的声音。

学员 6:我也是能够感受到呼吸声,空调的声音,还听到了窗户外面一点点鸟的叫声。

学员 7:在练习的时候能感受到空调声,还听到了一点点人行走的声音,感觉周边很安静。

学员 8:我和他们差不多吧,也是空调的声音和呼吸声,也没有什么特别的声音。

学员 9:自己一开始还是非常投入在其中的,但是后面这个空调一直对着我吹,很冷,静不下来了。

学员 10:在做这个练习的时候,我身边的声音还是很清楚的,呼吸声、空调声都能听见,蛮清晰的。

学员 11:在跟着老师练的时候感觉很放松,能够听到呼吸的声音,还有周边的很多声音。

学员 12:我也是听到了空调的声音,呼吸的声音,还能够感受到身体内部发出的声音。

练习 16　正念呼吸 2

练习说明:这种冥想通常以坐姿进行,可以坐在地板上,也可以坐在椅子上,首先感受椅子或垫子对你的支撑,注意接触的实际感觉。如果坐在椅子上,请将脚平放在地板上。稍离椅背坐着可能会有所帮助,这样你的脊柱就能自我支撑,同时保持放松而不是僵硬。在练习的时候,选择一个合适的地方,那个地方应该很安静,或者至少不会被打扰。

进行正念呼吸的最基本方法是将注意力集中在呼吸上,也就是吸气和呼气上。你可以站着来练习,但理想情况下你应该以舒适的姿势坐着甚至躺着。你的眼睛可以是睁开的,也可以是闭上的,或者你可以保持柔和的凝视,部分闭上眼睛,但不要将注意力集中在任何特定的事物上。为这项练习留出特定的时间会有所帮助,但当你感到特别有压力或焦虑时进行练习也会有所帮助。

有时,尤其是在压力重重的时刻试图让自己平静下来时,首先进行夸张的呼吸可能会有所帮助:用鼻孔深吸气(3 秒),屏住呼吸(2 秒),然后用嘴长呼气(4 秒)。观察每次呼吸,不要试图调整它,这可能有助于关注胸部的起伏或鼻孔的感觉。当你这样做时,你可能会发现你的思绪飘忽不定,被想法或身体感觉分散了注意力。没关系,你可以注意到这种情况正在发生,并尝试轻轻地将注意力拉回到呼吸上。

练习时,尽量让腹部变软,以便呼吸可以轻松进出。软化面部、下巴、肩膀和颈部的肌肉。尽可能地放开今天可能出现的任何想法或感受,只是让过去消失,放弃思考或担心接下来会发生什么。看看你能否允许自己在接下来的一段时间内就待在这里。你可以首先将注意力集中在身体感觉上,将意识带入身体感觉可能是进入当下的一种有用的方式,因为无论思想在哪里,身体总是存在的。现在只是感觉你身体在椅子上或垫子上的重量,注意你的身体与地板、椅子或坐垫接触的地方。看看你是否能感觉到衣服对皮肤的轻微压力,或者空气接触你的手或脸的感觉。

练习(大约 10 分钟):

- 找到一个可以舒适地坐着或躺着的地方。将双脚平放在地面上,并尝试摆正姿势。接下来的几分钟,轻轻地闭上你的眼睛或将目光停留在房间的某个地方。让你的肩膀降低、向下,离你的耳朵远一些,放松一些。这个简短练习的目的是让你的注意力集中在呼吸上,如果有来来去去的想法和感觉,记得把注意力拉回到你的呼吸上。注意你的呼吸,让自己继续自然呼吸。

- 现在,将双手轻轻放在腹部上,两只手的指尖轻轻接触,用鼻子平稳地呼吸,然后通过嘴慢慢呼气,继续缓慢、平稳地呼吸。现在集中你的注意力并将其带入下一次呼吸,当腹部随着吸气和呼气而起伏时,你可能会感觉到这一点。或者你可以选择专注于鼻孔下方的区域,感受空气进入和离开身体时的感觉。选择你感觉最强烈的区域,并将注意力集中在那里,感受这些呼吸的感觉。跟随你的意识,观察身体感觉以及它们如何随着每次吸气和呼气而变化,看看你是否能注意到吸气和呼气之间的轻微停顿,以及下一次吸气前的轻微停顿。我们并不是试图深呼吸或以任何方式改变呼吸,只是让你的身体处于自然的呼吸状态,你的身体并没有特定的感觉。我们只是在呼吸时观察我们的身体,让你的体验保持原样,无须担心或改变它。如果有助于集中注意力,可以将手放在腹部,帮助感受上升和下降。当你吸气时,注意你的腹部将你的双手轻轻地推开,同时让你的腹部充满空气。当你呼气时,请注意,当你释放呼吸时,你的腹部会向脊柱方向下沉。想象你的肚子是一个气球，将其充满空气，然后观察其放气。继续有目的地将注意力集中在呼吸上，不要尝试以任何方式改变它，只要观察它本来的样子就可以了。注意空气进入你的鼻孔，流入你的身体，并向下进入你的肺部，注意此时此刻的呼吸，注意空气进入时的温度，也许有点凉……然后观察排出的空气，也许会暖一点，只要注意你的胸部如何随着每次吸气呼气而上升和下降。每次呼气时，只需要轻轻地，并不需要太刻意或用力去呼吸。当你的思绪走神时，注意它跑到哪里去了，并轻轻地把它带回来。

● 请记住，正念是不带评判地集中注意力，如果有判断出现了，注意它，并恢复注意力到你的呼吸上。你所做的就是充分观察并参与你的呼吸，就好像你以前从未知道那是什么样子的呼吸，欣赏你的身体如何自然而然地、准确地做这项让你活着的活动。持续几分钟，如果你愿意，或喜欢，也可以持续更久，你练习的具体时间并不重要，重要的是你有目的地注意你的呼吸。每次进入自动导航模式时都会走神，试着将注意力带回呼吸，带回此时此地。当出现什么样的感觉、感受或者情绪时，也要注意它们，并将你的注意力带回到你的呼吸上。

● 现在继续专注于呼吸的轻柔吸气和呼气，进……出……如果在练习过程中有任何其他想法或图像进入你的脑海，只需注意它们，然后轻轻地将你的注意力带回到呼吸上。你也可能会意识到身体的感觉，只需注意它们，然后再次将你的思绪拉回呼吸即可。此时此刻，你不需要分析或赋予这些想法或感受任何意义，只需不加评判地承认它们，然后让你的思绪回到呼吸上。你的思绪走神是很正常的，只需注意你的思绪已经走神，然后轻轻地将你的注意力拉回到你的呼吸上。继续专注于你的呼吸，并保持这种放松的状态。继续保持你的意识轻柔地停留在呼吸上……专注于当下的呼吸，“吸气，我知道我正在吸气……呼气，我知道我正在呼气”。如果有其他想法出现……就像往常一样……承认这些想法，不加评判，让他们走……让他们像浮云一样飘走，穿过天空……让你的意识回到你的呼吸，回到你的呼吸……回到当下。“吸气……我知道我在吸气……呼气……我知道我正在呼气……”。

● 每当你的注意力从呼吸上移开，被某些东西分散注意力时，想到一些你必须记住去做的事情，也许是一些困扰你或让你担心的事情，也许是一些日常琐事，注意这个想法，承认这个想法，然后放手，并让你的意识回到你的呼吸，回到当下。让你的意识全集中在呼吸上……当它进来时……当它出去时……注意熟悉的呼吸节奏。“吸气，我让身体平静下来……呼气，我微笑……”。当你以这种方式将你的意识带到呼吸上时，你就在当下连接思想和身体。

- 在许多语言中，“呼吸”和“精神”一词是相通的，将当下的思想、身体和精神联系起来。“活在当下……我知道这是一个美妙的时刻……”只要你愿意，就继续以这种方式正念呼吸……注意吸气，短暂停顿，呼气……意识到呼吸的稳定熟悉的节奏。我们在这里默默地待会儿……花点时间注意一下你的感受……你的身体……你的思想……你的精神。如果你愿意，请表达对这次练习的感激之情，你已经为自己找到一种安静、平和的状态。现在，在剩下的时间里，继续让自己感受呼吸的感觉，并意识到你在椅子上的身体。

- 现在，铃声将响起，当你听不到铃声时，可以慢慢睁开眼睛，将注意力带回周围环境。

讨论(10分钟)：

邀请每位学员分享体验。

学员1：今天有心事，心里一直都是乱的，前段时间自己练和老师你带我们练的时候，比较有感觉，但是今天心里很乱，所以感觉没有完全正念地进行下去。

学员2：今天挺好的，有时候像是睡着了，但是感觉还是很投入的，一边轻松一边很沉重的样子。

学员3：感觉有点小小的燥热，一直在冒汗，但还是能跟着老师引导语来感受呼吸，睁开眼睛还是很清醒的。

学员4：感觉挺好的。一直跟着老师的引导语走，虽然也会走神，但能拉回来，自己练习的时候也挺好的。

学员5：感觉一身轻飘飘，软绵绵的，平常自己练习就会睡着了，因为平时都是熄灯之后练，很容易练着练着就睡着。

学员6：我今天还可以，一直跟着老师走，有两次走神的样子，但很快都能拉回来，平时练的话静不下心。

学员7：这次练习，心情还是挺平静的，也很舒服，能够进入到状态，挺好的。

学员 8：上半身感觉很好，但是下半身腰疼，静不下心，有点累，总体上还是挺放松的。

学员 9：一开始就很投入了，即使走神了，也能很快拉回来。平时也是晚上有练习，练着练着就睡着了。

学员 10：自己一开始感觉很好，脑子一直能听到很清晰的引导语，后面还是会有点走神，但还是能再次进入这个状态。

学员 11：我也是刚开始能进入状态，半中间又不知道想到哪去了，但还是能自己拉回来。

学员 12：我和她们的感觉都差不多，上周可能没有多去练习，还是要养成习惯，每天练习，尽可能多练习。

三、第四周课程讲义

聆听觉知

在本课程中，我们使用听觉冥想来探索我们大多数人自然地听音乐的简单、专注的方式。我们还使用这个练习来了解我们的大脑如何处理音乐：分析、想象、记忆、比较等。声音也可以用作我们正念的“大本营”或“锚点”，通过声音冥想把我们的心神拉回到当下。在本课程中，我们学习如何用心聆听声音，不要迷失在故事或对声音的反应中，而只是带着好奇心和兴趣聆听。

练　习

正念练习 1：SOBER（清醒）

以舒适的姿势坐下或躺下。闭上眼睛或让目光柔和。慢慢地、深深地呼吸。按照以下步骤操作，每一步都停留几分钟。

（1）停下（Stop or slow down）：在你所在之处停下或减速，觉察当下这一刻，退出自动驾驶模式。

（2）观察（Observe）：观察在当下发生的事情，你的身体感受，你的情绪以及想法。

(3)呼吸(Breathing):把关注点仅放到呼吸的感觉上来。

(4)扩展(Expand):再次扩展觉察的范围,将全身的感觉和你所处的环境纳入其中。

(5)回应(Respond):带着更多的觉察对各种情境作出回应。

正念练习 2:正念聆听

在谈话中全神贯注并不容易,通过正念聆听练习可以帮助我们更好地倾听。可以选择轻音乐、风铃、铃或其他发声柔和的乐器声音。尽我们所能地集中注意力去聆听当下的声音,感受当下的感觉。

家庭作业

家庭作业:每日练习

(1)继续练习“呼吸冥想”和“身体扫描”。

(2)供选择:将正念带入你的生活,任何时候都可以练习。每天试图练习 5～10 分钟。

(3)供选择:注意自己在日常生活中是否出现渴求,如果有试着练习SOBER。

四、第四周课程练习记录

正式练习

本周至少进行六次呼吸练习或身体扫描。不要期望从这种练习中感受到任何特别的东西。反之,试着不要对它有所期望,只是让你的经验成为你的经验。每次进行呼吸练习或身体扫描时,在下面的表格中做记录。在评论栏中,写几句话来提醒你对特定身体扫描的印象:出现了什么,感觉如何,你在身体感觉、情绪、想法等方面注意到了什么。重要的是练习后立即记录下来,因为时间久了很难清楚地回忆。请将正式练习记录在下面的正式练习日志中。

正式练习记录表

正式练习内容与时间	正式练习评论
例如：呼吸冥想，10 分钟。	我感觉自己做这个练习的时候更加容易专注了，不会想太多其他的事情，我的注意力都集中在吸气和吐气的感觉上。虽然练习时偶尔也会走神，但我可以很快把注意力拉回到关注呼吸的感觉上来。练习后有一种非常放松、清醒的感觉。
第 1 天	
第 2 天	
第 3 天	
第 4 天	
第 5 天	
第 6 天	
第 7 天	

非正式练习

非正式练习:这周的每一天,看看你是否可以将正念意识带入一些其他常规活动。例如,与人交流时,进食时。记住正念倾听练习,你也可以以此为契机,在听觉察觉时带来正念觉知。每晚睡前,看看你是否能回忆起至少一个“简单的正念意识”例子,并将其记录在下面的非正式练习日志中。

非正式练习记录表

当时如何?你在哪里?和谁在一起?你在做什么?	在你决定正念体验之前,你注意到了什么想法和感觉?	当你有意识地做这件事时,你注意到了什么想法和感觉?	你从中学到了什么?	当你写下这些内容时,注意到了什么想法和感觉?
例如:中午吃饭时。	我听到周围的说话声,还有吃饭时发出的声音,想着:“这些声音有点吵!”	我感觉到了自己刚开始并不喜欢这种声音,我带着正念去感受声音本身,去体验它。	关注倾听的感觉,虽然有时也会走神,但我会将自己的注意力拉回到倾听上来。	感受着午饭期间倾听的感觉,感受着不同的声音,感谢为我们提供食物的所有人。
第1天				
第2天				
第3天				
第5天				

续表

第 4 天				
第 6 天				
第 7 天				

第五周　与渴求交朋友

把你的注意力集中在疼痛上，就像你在温柔地安慰一个孩子一样，用一种充满爱和抚慰的注意力来看待这一切。

Bring your attention to the pain as if you were gently comforting a child, holding it all in a loving and soothing attention.

——杰克·康菲尔德(Jack Kornfield)

“当我特别想吸烟或吸毒时，我会检查身体的感觉。但我也提醒自己，这就是渴求，我可以与它交朋友，而不是与它为敌，一味抵抗它。”当渴求到来时，我们可以检查自己的身体，放松手臂和下巴，并调整呼吸模式。

有研究发现，与普通人群相比，运动员具有更高的疼痛耐受性，也就是说，他们可以忍受更多的疼痛，直到达到极限。疼痛和渴求类似，通常越是试图希望渴求消失，它就可能变得越糟糕。著名的临床心理学家史蒂文·海耶斯(Steven Hayes)表明：你越抵制或试图避免不愉快的想法、感觉，它们就会变得越强烈和频繁。如果你不能在不压抑的情况下坦然面对渴求，你就不可能以健康的方式面对渴求。当你感到渴求时，无论是身体上的还是情感上的，你不必通过抵抗来让情况变得更糟，而是接受渴求并致力于实现你的更有意义的人生目标，也就是说你要接纳并拥抱渴求，与渴求交朋友。

一、第五周课程准备

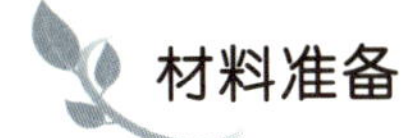

材料准备

(1)第五周课程内容提纲；
(2)第五周讲义；
(3)练习记录——正式练习；
(4)练习记录——非正式练习；
(5)写字板与笔；
(6)钟表；
(7)铃铛；
(8)小冰块；
(9)练习音频。

课程安排(2 小时/120 分钟)

(1)回顾练习:正念呼吸(练习 5 分钟+分享体验 5 分钟)；
(2)回顾第四周课程(5 分钟)；
(3)与渴求交朋友(15 分钟)；
(4)练习 17:渴求关爱(练习 10 分钟+分享体验 10 分钟)；
(5)课间休息(10 分钟)；
(6)与疼痛为友(5 分钟)；
(7)练习 18:疼痛管理冥想(练习 5 分钟+分享体验 10 分钟)；
(8)练习 19:静坐冥想(练习 10 分钟+分享体验 10 分钟)；
(9)练习 20:关爱冥想(练习 10 分钟+分享体验 10 分钟)；
(10)总结本周课程并简单介绍下一周课程。

二、第五周课程简介

与渴求交朋友(15 分钟)

1. 自我否定循环:污名和羞耻

“我曾多次尝试戒酒,但我很脆弱,没有意志力去做到这一点。我是个失败者,总是让别人失望,连我自己都对自己感到失望。我就是个‘酒鬼’,是个彻头彻尾的失败者!我总是想,只要找到一份工作,我就不会再酗酒,就会重新振作起来,但谁会愿意雇用一个酒鬼呢?谁会愿意和一个失败者共事呢?真的很难过,很绝望,这让我更想喝酒,喝完酒我更厌恶自己。”

成瘾者对自身持有一些信念,这些信念反映了他人是如何看待成瘾个体的。污名(stigma)和羞耻(shame)深刻融入了成瘾者的身份认同构建中,许多成瘾者都与本小节开篇所描绘的酗酒者类似,觉得自己很脆弱,意志薄弱,永远无法摆脱成瘾行为。与成瘾行为相关的污名化研究尚处于起步阶段,但污名越来越被视为是阻碍成瘾者康复的重要原因之一[39]。而且,污名不仅源自外界对成瘾者的歧视(即社会污名,social stigma),还源自成瘾者自身,即所谓的自我污名(self-stigma),而这两种污名甚至比规范和制度类的结构污名(structural stigma)更难干预[40]。本书在讨论个体所相信的“我是谁”的故事时,已经探讨过自我污名的问题,另外还涉及与自我污名紧密相连的羞耻情感,羞耻牵涉到对自己的负面评价,或是将自己视为有缺陷。

自我污名和羞耻是个体对自己持有的负面认知。当个体与这些认知融为一体时,就可能会陷入自毁循环(如图 7 所示),从而无法客观评估自己在某些情境下的行为。以本节开篇所描绘的酗酒者为例,他仅将自己未被录用归咎于自己不可靠、是个失败者,而未关注到自己在求职面试中具体的行为表现。认识到自己能够选择做出自己想要的回应和行为,是处理自我污名和羞耻的重要一步。正如本书前文所述,个体应将精力和注意力转向自己能够改变的事情(自身的言行举止),而非持续纠结于自己无法改变的事情（头脑中产生的思想、情绪、感觉、渴求）。

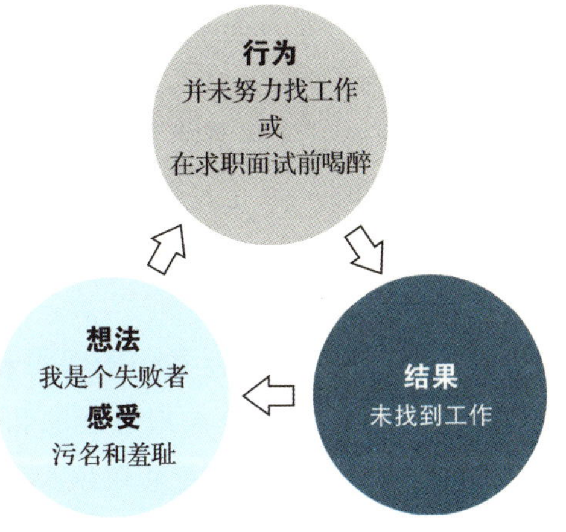

图 7　自毁循环过程

人类倾向于根据有限的信息来判断、评价或分类个体，这可能会导致产生对他人的刻板印象。个体还会将刻板印象延伸到自己身上，进而评判和批评自己，从而陷入自我否定的循环。个体甚至会自欺欺人地认为，这些评判会促使自己做出改变。个体对自己越挑剔，改变自己的动力就越小，渴求就越强，从而越容易做出自我否定的行为，如暴饮暴食、吸烟、酗酒或吸毒。尽管个体难以控制大脑产生自我批评的想法和感受，但是认识到自毁循环并运用迄今为止所学的技能（自我觉察，SOBER 练习等）可以帮助个体摆脱这一循环。此外，本周将教授的新技能——自我关爱，是自我否定和自毁循环的解药，可以帮助个体获得新视角，摆脱自毁循环。

2. 自我关爱

自我关爱的一个方面就是正念——不带评判地注意和觉察当下。自我关爱是指在经历由于个人错误和不足或外部生活挑战造成的痛苦或苦难时的自我支持，它由六个不同的要素组成：增加自我关怀、共通人性（即接受并原谅自己的缺点，也就是接受我们并不完美的事实，表现出自我同情心，并对自己的局限性和缺点更加宽容）和正念，以及减少自我判断、孤立和过度认同。自我关爱是处理令人痛苦的想法和情绪的有效方法，可以对我们的身心健康产生有利影响[41]。自我关爱主要涉及身体、职业、关系、情感、心理与精神这六个方面。当个体认识到自己与头脑中产生的故事是分离的，并与观察性自我建立联系，开始关注当下，就会变得更加自我关爱了。自我关爱的另一重要方面是开始认识到自己是人类——人类会犯错，会遭遇挫折，会感到不安，会陷入自我否定的行为，会感到失望和不足，会反复出现与之斗争的思维和情感。这些经历都是人类共通的，痛苦不仅仅是个人的、孤立的事件，而是共通的人性。自我关爱还有一个方面是自我善待——关心、爱护和同情自己。以这种善意、同情的方式与自己对话是克服渴求的重要技能之一。

对于"自我关爱"这一概念以及"即使在经历渴求和其他强烈的想法和情绪时也要善待自己"这一观点，部分人抱有疑虑和困惑。他们认为，吸烟、酗酒或毒品使用就是在给予自己善意和快乐。但事实上，这不过是一种心理陷阱，一种错觉。这些行为事实上并未真正善待个体的身体、健康、福祉及其所爱之人，只是让个体产生了一种获得支持和幸福，暂时缓解渴求的假象。从长远来看，这些行为会让个体的渴求变强，行为逐渐背离其价值观。

自我关爱需要练习。许多个体一开始会在自我关爱的练习中挣扎，特别是如果他们长期对自己苛刻的话。然而，随着练习的深入，自我关爱会变得越来越容易，并会产生巨大收获。本周的关爱冥想是进行自我关爱的方式之一。此外，个体还可以通过其他方式练习自我关爱：聆听自己喜欢的音乐；参观美术馆或博物馆，欣赏美丽的作品；到公园坐下来欣赏周围的大自然；去海边，赤脚走在沙滩上或收集贝壳……每个个体都可以通过头脑风暴想一些与自己的渴求或成瘾无关的、自己喜欢做的事情，列出自己的清单。通过向自己提供爱、善意、同情和宽恕，使得自己摆脱自我否定的循环，进入自我提升模式，让个体认识到无论过去自己做了什么，自己都值得被善待和爱，都可以选择一条新的人生道路。

3. 与渴求交朋友

渴求的出现可能会立即引发个体负面的、批判性的自我对话，使得个体陷入自我否定的循环。这时，除了可以将渴求看作是一个讨厌的人，也可以试着将它视为好友：①承认渴求，以及其所导致的痛苦、困难和错误；②有目的地用接纳和善意来回应自己，提醒自己此刻所拥有的选择。可以使用下面类似的语句回应自己:“渴求让我很痛苦/感觉很糟糕,但我会对自己好一点,温柔和善一点”或者“之前我又屈服于渴求了,这表明我是一个人,每个人都可能会犯错,我可以选择在这一刻采取不同的行动”。通过与渴求交朋友,从而善待和关爱自己的方法,是改变生活的有效办法。

练习 17 渴求关爱

练习说明:练习结束后可以问自己一些关于如何更好地爱自己和爱他人相关的问题。例如:为什么要自我关爱?如何自我关爱?有没有做到自我关爱?

通过自我关爱来改善生活的有效方法是开始善待自己,特别是当你受苦、面对渴求或重新陷入自我挫败境地的循环时,更要善待自己。

自我关爱的简单步骤:①承认你所经历的痛苦、困难、所犯的错误;②有目的地以接受的方式来回应自己的善意,提醒自己在这方面的选择暂停片刻;③使用这样的词:这很痛苦或感觉很糟糕,我会去对自己放轻松,温柔善良,或者这令人失望并表明我是人类,我可以选择如何在这一刻采取不同的行动;④找到你自己的话(词或句子),帮助你承认困难并扩展对你自己的自我同情,把你的话写在笔记本上。

有很多方法可以练习自我关爱:听你最喜欢的音乐;参观画廊或博物馆,欣赏美丽的作品;去到公园坐下来,观看并欣赏周围的自然风光;去海滩赤脚走在沙滩上或收集贝壳等。列出你自己的清单,集思广益做一些你喜欢做的事情——满足你的快乐,缓解你的渴求或代替你的成瘾行为,列在你的笔记本上。当你参与其中的每项活动时,请提醒自己这是你选择的一项特殊活动,全身心投入并好好地享受。你也可以将同情心和关爱延伸到其他人。同样地,当一种渴求出现时,这是一个让我们练习自我关爱很好的机会。

培养积极情绪对幸福感十分重要。关爱练习是正念练习的重要部分,它是一种从内心油然而生的友善,我们可以真实地感受到和他人相处的联结感、喜悦和快乐。为了获得关爱之心,我们在这节课还有正念聆听和倾诉练习。我们想象自己所爱的人、一起练习的搭档问我们:“所以,你觉得他们怎么样?”我们会注意到,当想到这个人时自己内心的一种友善就会油然而生。然后,我们训练自己不断向这个人或者他所爱的人传达爱意,"愿你平安,愿你快乐,愿你平静,愿你喜悦……"

练习(10 分钟):

● 首先在一个不受干扰的环境中,找到一个舒适的坐姿。轻轻地闭上你的眼睛,把你的注意力转移到你的呼吸上,进行几次深呼吸,注意你的腹部随着每次吸气而上升,随着每次呼气而下降。将舌尖轻轻抵在你的上颚,它就在上门牙后面。轻轻一笑,注意到你的嘴唇张开并稍微抬起,一种微笑,就像达·芬奇的《蒙娜丽莎》中的微笑,或者感受自己会如何微笑,主要是对你自己微笑,可以是因为你几天前或刚刚听了别人讲的笑话,也可以没有什么特别好笑的事情,只是微笑,发自内心的微笑……

● 现在将注意力集中在眉毛之间的空间。当你把注意力集中在那里时,能量可能会开始聚集。将其想象为一池温水,让你的注意力慢慢潜入到那个池子,向后并朝向你的大脑中心,让你的注意力在那里休息一会儿,这是大脑中的一个重要位置,是参与情感体验及相关活动的重要部位。向那个部位发送一些微笑的能量,让能量聚集并集中在那里,慢慢地让这股能量流入你的眼睛,让你的眼睛变成"微笑的眼睛"。想象一下你正在凝视这个世界上你最爱的人的眼睛……他也正在回望着你……将关爱和喜悦注入你的眼睛。

● 现在请花一些时间来满足你的渴求。考虑它们如何影响你,或它们通常如何影响你的行为。注意出现的任何相关的想法、感受和感觉。带着好奇心,带着新鲜的视角,就好像你从未经历过这样的渴求、情绪、想法或感觉。你在哪里感受到这种渴求、想法?你身体的感觉如何?它们在你的脑子里、你的嘴里、你的身体里吗?或者在你的肚子里,你的手心里?像探险家一样注意它们,发现新的、令人着迷的土地。这是什么渴求?想法、感觉是什么样的?它们的形状、颜色、大小是什么?它们的温度是多少?带着好奇心探索它们。

● 现在将你微笑的眼睛的能量引导到这种渴求及其相关的想法和感受上,或者你渴求的地方,通常你可能会感受到这种地方。微笑着走进那个地方,在你的身体里,感受那个地方敞开接受你的微笑活力。继续对身体的那个部位微笑,多久都可以。让慈爱从你的眼眸和你的心中流淌,送到每一个需要这种能量的地方,让它们吸收微笑的能量,就像海绵吸收水一样。看看你是否可以给你的这一部分注入同情、关怀和支持。如果你注意到任何紧张的地方，访问那个地方，也将一些同样的微笑能量延伸到它身上。如果你的心思徘徊，只要注意到这一点，然后回到你温柔的微笑中，留意它，让自己的关爱和慈悲延伸。

● 在这个地方休息一下，花点时间考虑一下这一切是如何发生的，你所面临的困境是人类不可分割的一部分，认识到所有人都会与某些事情作斗争，无论是渴求、想法或感受，在这方面你并不孤单，你只是在某个地方受伤的人，这是因为你是人类的一部分。当你了解到这一点时，引导你的内心凝视它，将微笑的能量引到你的肚脐中心，感觉温暖和明亮，并将这种感觉聚集在你的下腹部。将你的舌尖触碰上颚，然后释放微笑，或者如果你现在感觉很自然，那就保持它。注意你发送给自己的身体的信息，当你微笑时，将这种能量送到你的心，以及整个世界。请记住，任何你需要一些微笑的能量的时候，你都可以给自己。你可以让自己成为真正的自己——完美、不完美、独特，像其他人一样完整、脆弱。

● 让自己以这种新方式去感受渴求，然后慢慢回到注意你的身体、你的肌肉、你的呼吸。请注意，当你这样做时，你的关爱之心、慈悲之心油然而生，你已经不再害怕渴求，已经与渴求友好相处，微笑相处。

● 现在，铃声将响起，当你听不到铃声时，可以慢慢睁开你的眼睛。

讨论(10分钟)：

邀请每位学员分享体验。

学员1：你讲到哪，我听到哪，好像第一次能睡着，但是后面我慢慢醒过来，就睡不着了，只是感觉有时听不太懂。

学员2：老师说得有些抽象，有点听不懂，没什么感受。我不怎么理解老师说的那个词，听到后面好像我又听得明白一点了，就是意思说遇到什么要控制好，要分离，要接纳，当然难受是难受，就类似你前面说的不要因为想毒品而去使用毒品，要做那个STOP/暂停练习，我听的意思好像说不要毒瘾发了就马上去吸毒，而是要让自己去微笑啊，去带着这个爱心啊，去接纳渴求或毒瘾。

学员3：老师读得很认真，我也听得很入神，就都能把这种爱带到里面去，那种感觉挺好的。

学员4：能听懂，练习的时候就笑了一下，跟着引导语走，很专注，现在都不走神了，感觉很轻松，发自内心地微笑。

学员5：这一次很投入，提到孝敬母亲，我想到了我的儿子，闭上眼睛的时候乌漆麻黑，直到出现我的儿子在对我笑，但是我进不去，靠近不了他。

学员6：刚开始觉得对自己微笑很难，跟着引导语，我逐渐发现自己真的可以发自内心地微笑了。

学员7：刚开始有点听不懂，后来能明白了，感觉很放松，微笑的能力很大。

学员8：我也是，刚开始觉得有点奇怪，没什么事情为什么要微笑，后来感觉自己好像可以很友好地与毒瘾相处，不再挣扎与害怕了，带着爱心去生活。

辅导老师：我们也不需要太勉强自己，更不用批判自己，觉得自己做得不好，拉回来就好了，没有关系的。

虽然第一次练习时，学员反馈有些听不太懂。多次练习后，学员们都说能跟着引导语走，也能理解渴求关爱冥想。

与疼痛为友(5分钟)

介绍疼痛相关的基本概念(2分钟)。与每位学员交流每个人的疼痛情况(3分钟)。

国际疼痛研究协会将疼痛(pain)定义为“由真正存在或潜在的身体组织损伤所引起的不舒服知觉和心理感觉”[42]。疼痛管理专家马戈·麦加费利(Margo McCaffery)于1968年首次提出一个在护理学界普遍使用的定义：“一个人说感到痛，这就是痛；他说痛仍在，痛就仍在(Pain is whatever the experiencing person says it is, existing whenever he says it does.)。”身体的疼痛会引起在知觉上或情绪上难受的、不愉快的主观感觉，是一种复杂的身心活动。疼痛的病理生理学分类包括：神经病理性疼痛、伤害感受性疼痛、神经病理性疼痛与伤害感受性疼痛并存的混合性疼痛。神经病理性疼痛主要由神经损伤引起，无痛刺激也可引起，疼痛程度与接受刺激不成比例；伤害感受性疼痛则神经未受损伤，由外界伤害性刺激和组织损伤所引起，疼痛程度与接受刺激成比例，急性期通常起保护作用。

疼痛评估包括病史采集(如发病诱因,疼痛部位、性质、强度,缓解或加重因素)、身体检查(特别是神经系统检查,包括对感觉、运动和自主神经功能的评估。其中感觉神经功能的评估十分重要)和辅助检查(实验室检查有助于明确病因,神经电生理检查,如神经传导和体感诱发电位对诊断尤为重要,皮肤神经活检,X 线、CT、MRI 等影像学检查)。疼痛的治疗方式从无创到有创,分别为:心理/物理治疗,外用药物,全身用药,介入治疗,DBS 等有创神经调控治疗。治疗原则为先无创,后有创,综合治疗,多管齐下。

慢性疼痛通常被定义为持续超过 3 个月或超过组织正常愈合时间的疼痛[43],可导致重大的医疗、社会和经济后果、人际关系问题、生产力损失和更重的医疗保健费用负担,是一个重大的公共卫生问题。慢性疼痛患病率高、治疗难,而且经常伴有焦虑、抑郁、失眠、止痛药依赖/成瘾等心理健康问题或精神疾病,使治疗变得复杂,更需要心理治疗。有越来越多的研究证据发现正念干预在慢性疼痛管理中的效果显著,正念干预可以改善疼痛和抑郁症状以及提高生活质量,但仍需严格设计的大样本 RCT 来评估正念冥想对慢性疼痛的疗效[44]。如前所述,正念的特点是以开放、好奇和接受的态度关注当下,正念冥想被认为是通过将思想重新集中在当下,并提高对外部环境和内心感觉的认识来发挥作用,从而使个人能够退后一步并重新构建体验。

练习 18　疼痛管理冥想

当我们感到疼痛时,疼痛往往会吸引我们的注意力,这时想要“专注于我”,它往往会排挤其他想法和感觉。许多人试图通过转移注意力来应对疼痛,虽然有时将注意力从疼痛上转移是有用的,但有时这非常困难。可能有的时候,疼痛看起来如此强烈、如此势不可挡,几乎感觉不到除了痛苦之外的感受,不可能考虑任何其他事情。可以理解的是,大脑通常倾向于将疼痛视为不受欢迎的事情,因此有些东西要被推开,然而不断地努力推开、消除痛苦可能会变成一场令人筋疲力尽、无情的战斗,这场战斗本身就会导致压力和挫败感的增加,会导致肌肉更紧张,并进入“压力—疼痛”循环,这样会造成疼痛管理更差,心理更痛苦。

当我们意识到所有这些战斗只会让自己更加痛苦、疼痛更难缓解时,正念提供了一种停止与痛苦斗争或挣扎的方法。首先，有些人认为使用冥想来帮助控制疼痛的想法似乎很奇怪或不可能有帮助。冥想让人想起“跳出”或“进入”某种奇怪的心理状态，认为这是“逃避”现实。但其实正念冥想不是这样的。相反，它实际上是一种与你当前的经历有更多联系的方法。你可能会想，更多地了解自己的经历对缓解疼痛有什么帮助？这可能会让疼痛变得更糟吗？在冥想中，我们确实变得更加了解自己，但最重要的是我们意识到并改变自己与疼痛的关系，正是这种关系的改变使得冥想变得有用，成为疼痛管理的工具，并能缓解疼痛带来的痛苦。正念不仅仅是简单地意识到疼痛的存在，也是一种特殊的意识，有目的、专注、好奇、不带评判性，植根于我们每时每刻的体验。

对你的痛苦感到好奇。通过正念，我们有目的地观察我们正在发生的经历，包括可能出现的任何疼痛。头脑自然倾向于看到痛苦作为一个“东西”，并赋予它一定程度的坚固性和一致性，但这并不是事实。在正念冥想中，我们训练自己看到许多我们统称为“疼痛”的不同感觉，我们甚至可以轻轻地记下我们的感觉，例如我们可以注意“刺痛”“脉动”“悸动”“热”“冷”“胀痛”的存在。当我们抛开“疼痛”这个相当粗糙的标签时，我们可以发现那一刻实际存在的具体感觉，每种感觉都变得更容易忍受。有时我们可能会注意到不存在的疼痛(其实只是没有意识到)，或者我们正在经历的中性感觉，以新的好奇心看待这些感觉可以让我们放弃一些战斗和挣扎，只是感受痛苦。

除了痛苦之外，还有更多的事情需要经历。当疼痛和与疼痛相关的想法占主导地位时，你会发现疼痛更突出，这种状态会让人很难享受生活。然而，当你练习正念意识时，你可以学会注意并更好地欣赏你的周围环境，你开始更加欣赏简单的东西，此时此地存在的事物。在正念冥想中，我们观察到的不仅仅是可能发生的痛苦，也包括我们意识到的整个身体、情绪和思想以及互动。我们可以意识到尽管痛苦存在于我们的经历中，但它不是我们经历的全部。正念让我们感受到内在的身心“风景”，即我们所经历的痛苦，这有助于给人一种疼痛体验的透视感，并将其放置在它应该在的地方，即疼痛的一部分是我们的经验，但不是主宰整个经验。在有压力的时候，似乎痛苦是我们经历的唯一的事情，但这是因为我们有一种个人“变焦镜头”密切关注疼痛，将变焦镜头更换为广角镜头，疼痛似乎小得多，因此更容易控制。正念完成后用心进行一些活动，例如带狗散步、听音乐、洗澡、做饭、在花园里干活、与孙子互动，或者只是仰望淡蓝色的天空，这或许可以呈现出更丰富、更饱满的色彩、愉快的经历。

想法只是想法。经历疼痛常常会引发无益和消极的想法，例如，“永远不会结束”，“这只会变得更糟”，“我无法忍受这个”，或者“我一定是个坏人才应该承受所有这些痛苦”。反过来，这些想法导致焦虑、抑郁或愤怒。当我们不专心时，我们倾向于相信我们认为的故事，这会进一步增加我们的痛苦。正念实践包括意识到我们的想法并看到我们的想法，想法确实只是想法，并不是事实。我们可以看到诸如“我无法忍受这个”之类的想法形成并意识到它们是想法而不是事实。然后我们不把这些想法当作事实，而是简单地记下它们并由它们去。

练习说明：练习前可以准备小冰块，小冰块放在手中会诱发痛觉。这样，没有慢性疼痛的学员也能感受到疼痛，而无需去想象一个疼痛，练习结束后可以问自己是否可以更好地管理慢性疼痛了？正念冥想对疼痛是否有帮助？除此之外，还有哪些受益？

练习（5 分钟）：

● 如果你的身体现在没有疼痛，可以将准备好的冰块放到手中。我们要学会和疼痛正念地相处，与疼痛和谐相处，不是要刻意摆脱疼痛，而是要理解疼痛。当你体会到身体的疼痛时，将你的意识放在这种感受本身上，你会感受到什么？疼痛感是大是小？在变化？固态的？流动的？剧烈的？还是微弱的？不要理性地去思考，只要去感受它就好。带着疼痛呼吸，放松，缓慢呼吸，想象你的呼吸进入疼痛区域并抚慰它。

● 正念地把自己从疼痛中拉出来，在你的身体中寻找一个觉得舒服（或中性的）的位置，例如手、脚或耳垂。让你的意识放在感觉舒服的位置，然后慢慢地回到感觉疼痛的位置。让你的注意力在两个位置之间来回移动，也可以经常将注意力拉回到呼吸。例如你现在握着冰块的手部疼痛，不要只专注于手部的疼痛，而是把正念带到你的脚上，让你的心休息，放松一下，当它感觉舒服的时候，把你的注意力短时间放回到疼痛的部位并注意发生了什么。你可以让注意力在两个部位之间来回移动来保持正念的状态，同时改变注意力的焦点使得这个过程更容易。试着软化疼痛，而不是加剧疼痛。你可以靠呼吸软化疼痛周围区域。关注你对疼痛的反应。你很抗拒，很害怕？规避或甚至因此很自责吗？反应本身就是一种有用的信息，因为它可以是一种你在生活的其他领域观察到的模式，而不仅仅发生在仪式性的冥想时。记住，疼痛或许是生活的一部分，但疼痛总会过去的，我们可以和它和谐相处。

- 在探索疼痛（或经历整天的疼痛）时，将爱和善意带到感觉疼痛的部位或整个身体也会有些帮助。对疼痛保持温和、关心的态度是有帮助的。感受疼痛是非常艰难的挑战，它可能会是精疲力竭的、压倒性的、令人恐惧的。学会在疼痛时尽可能地善待自己，可以帮助你学会更加正念地与疼痛相处。你甚至可以想象用关怀和仁慈拥抱身体疼痛的部分，就像你抱着一个小孩，一只小狗，或你爱的人。
- 现在，铃声将响起，当你听不到铃声时，缓缓地让你的睁开眼睛。

讨论（10 分钟）：

邀请每位学员分享体验。

学员 1：开始碰到那个冰，皮肤跟骨头很明显感觉不一样了，非常痛的感觉。但后面跟着引导语练着练着，那种疼痛的感觉就慢慢缓解了。

辅导老师：就是你能够在你感受疼痛的时候，跟着那个引导语，把那个注意力带到你身体舒服的地方，对吧？非常好！感谢你的分享！

学员 2：之前哪里痛就会着急，跟着引导语走，注意力就分散了，疼痛缓解了。

辅导老师：其实我们越是盯在这个（疼痛）上面，那种疼痛感会越明显。但是我们如果能够试着将这个注意力转移到我们身体舒服的地方去，然后再把它拉回到疼痛的地方，这样子来来回回，疼痛感就没有那么明显了。

学员 3：一开始会有刺痛，之后慢慢地手就没有那么痛了。

学员 4：我一开始也是，冰冷刺骨，从来没有想过原来冰块放在手上会这么冷，这么痛，后面脚麻了，手就没怎么痛。

学员 5：刚开始有点痛，慢慢听着老师说的话，后面一点感觉也没有。

学员 6：我也有一样的体会，深呼吸时，就没有那么痛了。

学员 7：刚开始练习时手心骨头都在痛，有种想把手上的冰块扔掉的冲动，后来就一点感觉没有。

辅导老师：所以说我们要练一下，才知道为什么这种方法有用，需要自己体验一下，才能更好地理解为什么正念可以用于疼痛管理。很多研究发现，通过正念练习可以应对慢性疼痛，包括长期腰痛、背痛等，正念可以通过这样的一种方式帮助缓解疼痛。

学员8：前面感觉手上非常冷，后面冰融化了又滴下来，注意力全在手上面，分不了心，还是感觉有点难。

练习19　静坐冥想

练习说明：静坐是正念练习中很重要的一种。如何很好地享受静坐冥想呢？暂时停止我们正在做的事情，放下我们的计划和忧虑，只是坐在那里，与我们的呼吸连接，与我们的身体在一起，看看身体里面发生了什么。这种静坐冥想练习是很棒的感觉。为了找到一个稳定的位置，我们可以想象有一根线穿过我们的脊柱并从我们的头顶伸出，想象一下有人轻轻地拉起那根线。我们放松肩膀，让它们悬垂，胸部打开，背部挺直，这样我们就稳定了。即使我们感到有点困，我们也不会摔倒。

别忘了微笑。意识到我们的呼吸是一种快乐，活着是一种快乐，一个最伟大的奇迹。我们在练习时可以保持微笑。

练习(10分钟)：

- 找到一种舒适的坐姿，轻轻地闭上眼睛，让你保持清醒和放松，或者半睁着眼睛，温柔地注视着我们面前的某个点。感觉你的身体在座椅或坐垫上的重量，注意你的身体与地板和椅子接触部位的感觉。
- 现在，释放掉大脑中可能想到的今天的任何事情，放下过去、放下计划、放下对将来的担心。现在，你的任务就是放松，进入当下，只要你需要释放掉各种想法，重新开始，把注意力放到当下的体验上来。
- 现在，将注意力带到声音和听的感觉。留意体内和体外的各种声音。注意声音的音质和音调。如果你在任何时候发现自己离开了对听觉的体验，可以去倾听距离最近的舒缓声音，或距离最远的任何声音，只要注意到这一点就好了，然后缓缓地把你的注意力重新引导到声音上来。
- 现在，让各种不同的声音渐渐地从你的觉察中淡出，把注意力放到呼吸，吸气和吐气时的腹部感觉。观察腹部在每次吸气时轻微的伸展以及每次吐气时的轻微下坠。缓缓并稳稳地将你的注意力集中到每次的吸气和吐气上。观察呼入和呼出时的感觉，也可能在吸气和吐气之间有轻微的停顿。不必以任何方式试图控制或改变呼吸，只是观察你的身体自然的呼吸。当注意力想离开呼吸时，只要注意到这一点，再缓缓地把它引导回来。放下并重新开始，让你的注意力再次落在呼吸上。

● 现在，如果你准备好了，让呼吸渐渐地从你的体验中淡出，把注意力放到身体的感觉上来。注意这一刻可能存在的所有不同的感觉，触碰、压迫、发麻、脉搏跳动、发痒等感觉，或者任何其他感觉。花一小会时间，探究一下这些感觉。你或许可以进行一下身体扫描，从脚趾开始，直到头部，或者对整个身体进行觉察，注意出现的任何状况，把注意力放到这种身体感觉和身体部位上来。

● 如果你发现某些身体感觉尤为强烈，可以对这些部位进行觉察，温和而好奇地探究那里各种感觉的具体形态：这些感觉是怎样的？它们是否会随着时间而变化？再继续观察一会身体的各种感觉。当你注意到你没在觉察自己的身体时，注意一下你脑子里在想什么，然后轻轻地告诉自己一声：你已经回来，再次觉察你的体验。

● 现在，当你准备好时，让各种不同的感觉从你的觉察中走出来，让你的注意力转移到各种想法上来，看看你能否注意到脑子里出现的下一个想法。现在，观察每一个想法的产生和消失。在其产生时，注意到它们，然后缓缓地放开这些想法，观察大脑的状态。你可以试着给这一思考过程贴上标签，每个想法出现时，就对自己说这是一个"想法"或一种"思考"。如果你发现自己陷入想法或故事情节中，同样去观察这一点就好了，然后缓缓放下。把注意力放回到对想法的觉察上来，如果你注意到大脑反复迷失在各种想法之中，重新觉察你的呼吸活动，你总是能够重新与此时此地连接上。

● 现在，继续练习一小会，在冥想的最后一点时间，回想一下你今天练习得怎样。不论练习期间出现过任何状况或者心理或生理出现过任何活动，相信只要我们在任何时间把正念注意力放到我们的身体上来，以及在任何时间停下来并有意进入当下状态，我们就是在孕育自己，照顾自己。

● 现在，当你准备好时，缓缓地将房间纳入你的觉察范围，再慢慢地扩大觉察范围，把周围人也纳入其中。或许可以花一点时间来感谢一下自己和与你一同练习的其他人。

● 现在,铃声将响起,当你听不到铃声的时候,可以慢慢睁开眼睛。

讨论(10 分钟):

邀请每位学员分享体验。

学员 1:感觉这个练习跟之前的练习差不多,很享受的感觉,我可以边跟着引导语走,边对自己微笑。练习结束后,我有一种感觉,就是自我感觉更好一点了,我也不知道为什么。

学员 2:我感觉这个练习没有前面的练习那么放松,感觉有点难。

学员 3:我有感觉,老师说让我放空大脑的时候我就什么都没去想了,连老师的话都听不进去,过了一会拉回来,感觉大脑好轻松。

学员 4:老师你在讲的时候,我感觉肚子有点难受,然后我慢慢地感受,后面拉回来就没什么感受了。

学员 5:老师,你在讲引导语的时候有一句话给我的感触很深,你说我们在孕育自己,在照顾自己,我来这里就是为了自己的新生,可以像一个正常人一样往好的方向走,把毒给戒了,好好照顾好自己。

学员 6:感觉和以前老师带我们做的练习差不多,我就一直在感受自己的呼吸,感觉自己好放松,很舒服。

学员 7:很舒服,老师的引导语让我听着快睡着,但实际没有睡着,能听到老师一直在说话,一直昏昏沉沉的,后面老师敲铃我就被拉了回来。

学员 8:我觉得这个练习很杂,就像把之前所有的都揉在一起,感觉有一点点难,不过还是可以跟着引导语走,基本上不会走神。

辅导老师:是的,这个练习有点难,大家有没有注意到,它是融入了前面几次练习的内容,例如我们前面的呼吸练习,听觉练习。还有我们的思维反应,特别是后面这一部分讲到我们的这个想法,会在下一节课的时候专门来做练习,感觉有点难没关系。多练习几次后,或许有不一样的体验和感受。

练习 20　关爱冥想

练习说明:关爱是我们内心最纯真的品质,任何时刻都会展现出来。这不是糖衣炮弹,也不是虚假的东西,更像是一种无条件的愿望,希望你或他人开心。你可以通过回想我们所爱之人,将这种感觉融入我们的体内,从而产生这种品质。然后你可以通过祝福他人来提升和渗透这种品质。鼓励你在练习的时候发挥创造性，并与你的内心体验保持联系。如果你感觉不到，不要认为这是个问题。这种做法需要时间，这个过程就像播种，在未来某个时候种子会成熟。对于有些人来说，向他们所爱的人传递爱心是很常见也很容易的，但是很难将它传递给自己或我们生活中与之相处困难的人。你可以把它传递给你爱的人，你自己，你不太了解的人，甚至和你有过节的人。

你可以用的祝福语（可以自己编）：

- 祝你/我平安
- 祝你/我快乐
- 祝你/我幸福
- 祝你/我健康
- 祝你/我强壮
- 祝你/我安定
- 祝你/我从容
- 祝你/我……

练习（大约 10 分钟）：

- 开始练习前，让自己处于轻松舒适的位置，我们将进行培养积极情感的练习。在这个练习中，我们做关爱冥想。这是一种让他人快乐或者你自己快乐的欲望，它不依赖于任何外界物质，也无须任何条件，它只是心灵的自然开放，开放给别人或你自己。所以，你可以将这种关爱带入你的身体，关注你现在的感受，让这里的所有东西，都保持原貌。

- 现在调动你的记忆，想到一个人，当你想起他/她的时候，你很开心，试试看，你是否能想起他/她。可能是你的一位亲戚，可能是密友，可能是一段简单关系的普通朋友。当你想到他/她时，你会很快乐。

- 可以选择一个孩子，或者选择宠物，狗或猫，宠物很容易让人一想到就感到有爱，所以想想它，感觉它就在你面前。你能感觉到它，感知它，看到它，正如你想象的那样。

- 关注你内心的感受，也许你感觉到一丝温暖，或者你脸上有发热感，有笑容，有一种舒展的感受，这是一种关爱，这是一种自然的感觉。所有人在任何时候都可以感受到，所以现在这个被你爱的人就在你面前，开始祝福他：愿你平安，免受灾难，愿你快乐，愿你幸福，平静祥和，健康强壮。

● 当我说这些话的时候，你可以用我的话或者你自己的话来说，让这份慈爱发自肺腑，来源你内心深处。现在，开始触摸这位你所爱的人，伸出你的双手。

● 你可能会在脑海中有画面感，你脑海中可能隐约有颜色或一束光的感觉，可能只有一种感觉，这些话可能会继续带来更多的这种感觉。我鼓励你说任何对你有意义的话，愿你远离压力和焦虑，愿你免于一切恐惧……

● 当你发出这些话语和这些慈爱的感受时，也要检查自身，看看你内心的感受。

● 现在想象一下，这个心爱的人转过身来，开始把爱传递给你，看看你是否能接受这份慈爱，接受它。他祝你身体健康，祝你幸福，愿你平静自在，愿你平安，免受灾难，愿你幸福快乐。让你自己接受这份爱，这是一种撒下爱心种子的做法。如果你在冥想的此刻或之前，没有感觉到任何东西，这不是问题，只需将爱带入当下。

● 如果除了爱，你还感觉到其他东西，那就去探索一下，你感觉到了什么？这里也许有一些可以学习的东西。现在，如果有可能做到这一点，当然做起来并不总是容易的，看看你是否能给自己传递善意。你可以想象它从你的心中流出，遍布身体，你去感受它就好了。愿我平安，免受灾难，愿我健康强壮，愿我快乐平静，愿我能接受原本的自己。当你问自己"我需要什么才能快乐"时，看有什么念头会升起，把念头传递给你自己，让自己的工作更有意义，有更喜悦的生活，有亲密的朋友和家人。

● 现在来看看你自己，关注当你做这件事时的感受，再一次，让你自己去想起一个人或一群人，你希望给予他们爱和善意，想象他们就在你面前，感受他们，感知他们，愿你快乐平安，愿你从所有的压力、焦虑、恐惧和悲痛中解脱出来，祝你喜悦、快乐、幸福。现在，让这份爱心扩散开来，全方位触摸你想触摸的人，你认识的人，你不认识的人，你感觉相处有困难的人。想象一下，每一个人或每一只动物都在触摸，传递爱。

● 相信不管谁都会被这种慈爱感动，每个人都会有所改变。你可以想象，愿世界各地的每一个人都快乐、安宁，愿我们都感受到巨大的快乐。

● 现在，铃声将响起，当你听不到铃声时，可以慢慢睁开眼睛，将注意力带回周围温暖友爱的环境。

练习(10 分钟):

邀请每位学员分享体验。

学员 1:廖老师,那天上课("我爱我"课程)之后,让我意识到我没怎么爱过自己,之前我没吸毒的时候还觉得挺好的,穿着漂亮的衣服,经常唱歌、跳舞,有自己的生活和娱乐,感觉挺开心的,觉得一切都蛮好的。自吸毒以后,我就没怎么爱自己,除了吸毒,其他都是得过且过,包括吃饭,吸毒了也都顾不上吃了,营养都不能保证,一天到晚就是想怎么搞钱,可以买毒品。我现在上了这个课,感觉好像有点明白了。

学员 2:老师我觉得吧,首先要爱自己的身体,对于身体我也很谨慎,虽然表达不出来什么,但还是要往正路走。

学员 3:老师讲的我都听懂了,我不太会表达,但是我感觉我自己还是比较爱自己的。

学员 4:我一直都是爱家人胜过爱自己。

学员 5:我感觉吸毒的,都没有真正地爱过自己,总是在伤害自己和身边的人。

学员 6:我感觉挣钱的时候最不爱自己,就会往死里干,但是挣钱后我会去外面好好享受。

学员 7:我感觉生命很脆弱,自从我老公走后,我一直很爱自己。

学员 8:我一直都很好,除了自己,对别人都好,但是对自己不上心。

戒毒所老师:我在这边(戒毒所)工作了 20 多年,见过了很多的学员,我能说这边 80%到 90%的学员都是有故事的,当然他们的故事我不会在这里分享的,只是我感触于廖老师的这个主题。我想说,你所定义的关爱,和你需要的关爱是不一样的,我们需要活好每一刻当下。

三、第五周课程讲义

❖ 与渴求/痛苦和谐相处

在本课程中,我们学会与渴求或痛苦正念地相处,不是要刻意摆脱它,而是要理解它,与它为友。当你体会到渴求或身体的疼痛时,将你的意识放在这种感受本身上，你会感受到什么？感觉是强是弱？在变化？固态的？流动的？剧烈的？还是微弱的？不要理性地去思考，只要去感受它就好。可以将爱和善意带到身体的感觉上。

练　习

正式与非正式练习

当我们在一天中某个时刻特意地做冥想练习，不论是坐着还是站着，我们是在做正式练习。当我们发现自己整天都处于正念的状态，那就是一种非正式练习。我们可能注意到正念会自发地从内心涌现。你可以选择将正念融入某个日常活动中，比如洗碗、刷牙。试着做这些事情的时候保持觉知，关注身体的所有感觉和想法，让自己一次又一次回到做这个事情时的感觉。

我们探索身体对渴求的反应时，学会与它和谐相处：你能在身体里感受到它，你能正念地觉知这些渴求，而不是把它看成一个问题。如果你质疑，知道自己在质疑，提醒自己你的初衷。如果有渴求，看看你是否能否把注意力拉回到当下的状态，感受体内渴求的感觉。提醒自己冥想的初衷，试着在感到难受的时候练习关爱冥想。

正念练习 2:关爱冥想

科学研究表明培养积极情绪对幸福感十分重要。关爱练习是正念练习的重要部分，它是一种可以从内心油然而生的友善，我们可以真实地感受到和他人相处的联结感、喜悦和快乐。为了获得关爱之心，我们在这节课进行了正念聆听和倾诉练习。我们想象自己所爱的人，一起练习的搭档问我们："现在，你觉得他们怎么样?"我们会注意到当想到这个人或者动物的感觉。我们往往在谈到这个人的时候会油然产生一种友善的感觉。然后，我们训练自己不断向这个人或者他们所爱的人传达爱意。"愿你平安，愿你幸福，愿你健康，愿你快乐平静，愿你喜悦"。

家庭作业

家庭作业:每日练习

(1)继续练习"呼吸冥想"和"身体扫描"。

(2)供选择:将正念带入你的生活，任何时候都可以练习。每天试着练习 5～10 分钟。

(3)供选择:注意自己在日常生活中是否出现渴求,试着练习渴求关爱与关爱冥想。

四、第五周课程练习记录

❖ 正式练习

本周至少进行六次呼吸练习或身体扫描。不要期望从这种练习中感受到任何特别的东西。反之,试着不要对它有所期望,只是让你的经验成为你的经验。每次进行呼吸练习或身体扫描时,在下面的表格中做记录。在评论栏中,写几句话来提醒你对特定身体扫描的印象:出现了什么,感觉如何,你在身体感觉、情绪、想法等方面注意到了什么。重要的是练习后立即记录下来,因为时间久了很难清楚地回忆。请将正式练习记录在下面的正式练习日志中。

正式练习记录表

正式练习内容与时间	正式练习评论
例如:关爱冥想,10 分钟。	我感觉自己做这个练习的时候更加容易专注了,不会想太多其他的事情,我的注意力都集中在关爱的感觉上。虽然练习时偶尔也会走神,但我很快可以把注意力拉回到关注身体的感觉上来。练习后有一种非常放松,更愿意爱自己的感觉。
第 1 天	
第 2 天	

续表

练习内容与时间	正式练习评论
第 3 天	
第 4 天	
第 5 天	
第 6 天	
第 7 天	

非正式练习

非正式练习：这周的每一天，看看你是否可以将正念意识带入一些其他常规活动。例如，身体感到疼痛、发困时。记住带着正念去感受。每晚睡前，看看你是否能回忆起至少一个“简单的正念意识”例子，并将其记录在下面的非正式练习日志中。

非正式练习记录表

当时如何？你在哪里，和谁在一起？你在做什么？	在你决定正念体验之前，你注意到了什么想法和感觉？	当你有意识地做这件事时，你注意到了什么想法和感觉？	你从中学到了什么？	当你写下这些内容时，注意到了什么想法和感觉？

续表

例如：腰痛发作。	我感觉到腰部有疼痛的感觉。	我感觉到了刚开始时讨厌这种感觉，我带着正念去感受疼痛的感觉，然后去感受身体舒服部分的感觉。	我会将自己的注意力拉回到身体舒服部分的感觉上来。	感受到自己并没有那么痛苦，原来这种疼痛是可以带着正念去管理的。
第1天				
第2天				
第3天				
第4天				
第5天				
第6天				
第7天				

第六周　清理应对渴求的障碍物

能控制好自己情绪的人，比能拿下一座城池的将军更伟大。

Better to be patient than a warrior, and better to have self-control than to capture a city.

——拿破仑·波拿巴(Napoleon Bonaparte)

这世界就像一面镜子，每个人都可以在里面看见自己的影子。如果你的内心充满宁静、祥和、善良与关爱，而不是愤怒、斗争、怨恨与不满，你的世界也会处处都是祥和之人、事、物。

一、第六周课程准备

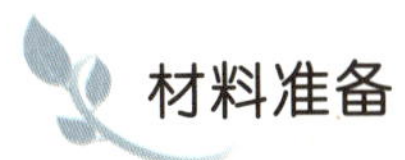

材料准备

(1)第六周课程内容提纲；

(2)第六周讲义；

(3)练习记录——正式练习；

(4)练习记录——非正式练习；

(5)写字板与笔；

(6)钟表；

(7)铃铛；

(8)练习音频。

课程安排(2 小时/120 分钟)

(1)回顾练习:正念呼吸(练习 5 分钟);
(2)回顾第五周课程(5 分钟);
(3)识别并清理应对渴求的障碍物(5 分钟);
(4)情绪管理与压力管理(5 分钟);
(5)练习 21:应对渴求之正念冥想 2(练习 10 分钟+分享体验 10 分钟);
(6)课间休息(10 分钟);
(7)选择有价值的行动 (10 分钟);
(8)练习 22:负性情绪冥想(练习 10 分钟+分享体验 10 分钟);
(9)练习 23:这一天冥想(练习 10 分钟+分享体验 10 分钟);
(10)练习 24:助眠冥想 1(练习 10 分钟+分享体验 10 分钟);
(11)总结本周课程并简单介绍下一周课程。

二、第六周课程简介

❖ 识别并清理应对渴求的障碍物(5 分钟)

“在心理学家和医生的专业帮助下,我在戒酒方面取得了很大进步。我会定期进行正念练习,学会接受自己的渴求、想法和情绪。我更关爱自己,并参与对我来说重要的活动。总的来说,我做得很好,但有些时候控制喝酒对我来说仍然非常具有挑战性。比如,老朋友希望我和他们一起出去喝酒的时候,我觉得很无聊的时候。我该如何应对这些情况并保持自己的动力呢?”

开篇所描绘的情况很常见。个体可能在控制渴求和改善生活方面取得很大的进步,但仍有一些障碍需要克服。本周将分析一些应对渴求的常见障碍,并讨论如何克服它们,继续前进。

1. 容易导致吸毒的环境

大量的研究发现,线索刺激容易诱发渴求,导致复吸[45—48]。也就是说，很多毒品成瘾者都会在遇到容易导致吸毒的环境后再次吸毒，例如，在一个有其他人吸毒的聚会上，在有人贩卖毒品的酒吧中。个体必须了解自己，知道自己能否很好地处理这些情况。必要时，个体可以利用正念检查自己的身体感受、思想和情绪，看看自己当下发生了什么。当发现自己处于一群具有成瘾行为的人当中，或者所处的环境可能会导致自己在不想吸毒的时候吸毒时，离开这种环境是明智的选择。无须担心得罪任何人或任何其他后果。在这种情况下，个体需要对自己有同理心，做出符合自己价值观的选择。

2. 无聊

虽然压力是诱发渴求的重要因素，其实无聊也是诱发渴求的常见因素[49]。当个体有空闲时间时，渴求往往会更加频繁地出现。这是因为，在学习控制渴求的策略之前，个体很可能通过使用成瘾物质来填补时间，而当个体不再使用成瘾物质来填补这些时间时，无聊就可能引发渴求。无聊是人类的正常体验，个体在无聊时产生渴求也十分正常，这是大脑为了缓解无聊而想出的办法。但这并不意味着个体必须听从自己的想法，屈服于这种渴求。面对这种情况，个体可以回顾一些给自己的生活带来过意义、快乐和满足的活动，通过进行这些对自己而言有价值和意义的活动来充实生活。例如，可以通过阅读、冥想、陪伴家人或朋友、远足、进行其他爱好等充实自己的时间；可以制定每日日程安排表，用一些有意义的、健康有益的事情将时间填满，从而减少无聊的时间。无聊时，接受渴求的存在，然后参与能给自己带来意义的活动，这既可以提升生活满意度，也为认识新朋友、加入新团体、探索自己提供了机会。

3. 用一种成瘾行为代替另一种成瘾行为

用一种成瘾行为代替另一种成瘾行为的做法十分常见。一项研究发现，有75.7%的成瘾物质使用者有过用一种成瘾物质代替另一种成瘾物质的行为[50]。许多人在戒掉毒瘾后，会开始增加进食量或吸烟量。大脑习惯于发出做出成瘾行为的指令，因此需要一段时间才能摆脱通过使用成瘾物质来获得良好感觉的习惯。意识到自己在做什么，可以帮助个体选择采用更健康的替代行为来取代有害的成瘾行为。运动是一种值得考虑的替代选择，因为运动和从事其他成瘾行为类似，可以让身体释放“快乐多巴胺”，从而给个体带来愉悦感。此外，采用其他愉悦的活动来替代成瘾行为也有助于获得满足感，甚至可能更多。催产素是一种让人感觉良好的，增加亲密关系与亲密行为的激素[51]，当人们向自己或他人表达爱意时，催产素就会释放。因此，给自己一个温暖的拥抱也是一个好办法。

4. 身体疼痛

身体疼痛和渴求是紧密相连的。当感到疼痛时，渴求会增加，许多个体会通过吸毒来暂时缓解疼痛[52, 53]。对于处于疼痛中(如术后康复期)的个体，医生可能会考虑开具某些具有成瘾隐患的止痛药物。如果个体有成瘾行为倾向，特别是有酗酒和吸毒的问题，和医生讨论病史十分重要。例如，如果个体曾有过阿片类药物成瘾，阿片类止痛药处方可能会使个体面临新的成瘾风险或阿片类药物复吸的风险。个体需与医生合作，告知医生自己的疼痛管理需求，讨论适合自己的有效计划，并考虑非药物的疼痛管理方法。鉴于疼痛只是一种感觉，就像渴求一样，个体也可以使用本书中的应对渴求的技巧来应对疼痛。本书所介绍的疼痛管理方法在控制疼痛方面已有实证证据。

5. 没有足够的社会和家庭支持

在个体应对渴求和成瘾行为等各种挑战时，社会支持系统具有重要作用。每个个体都需要支持，缺乏有效的支持是一种挑战。缺乏外部支持的情况下，改变成瘾行为将会十分困难。若支持系统中存在鼓励自己从事成瘾行为的人，那将更具挑战性，因为这些人是导致戒烟、戒酒、戒毒等失败的重要原因。抛弃那些鼓励自己重新从事成瘾行为的、有害的老朋友对个体来说十分困难，但这也是个体建立一个全新社会支持系统的机会。在戒毒的过程中，获得他人的支持是最重要的事情之一，因此专门有一章探讨这一主题(详见第七周内容)。

6. 过度自信

在管理渴求时保持信心是非常重要的，但不要过于自信。下面这些想法都是过度自信的表现，需要引起注意。例如，喝一杯酒不会有什么坏影响，我可以控制自己只抽一支香烟。个体可能会在戒瘾过程中感到自满，坚信自己可以永远控制自己的渴求，从而产生“自己已经表现得很出色一段时间了，那犒赏自己一次也无妨”的想法。这是一条重要的思维链，需要退一步进行深入的观察：是否存在其他自己可能一直搁置未处理的想法和情感，导致自己会因为“过去的原因”而考虑再来一次；无聊是不是一个触发因素……对于这一点，通过定期进行正念来检查自己的想法和情绪非常有帮助。更重要的是，回顾自己的价值观，提醒自己为什么要致力于改变对待渴求和成瘾行为的方式。回顾价值观可以帮助个体重新作出承诺，并认识到，“只享受一次”会失去什么，专注于对自己而言重要的事情会收获什么。

7. 压力过大

高压力情境或强烈的情绪会引起个体强烈的渴求，从而导致个体复吸[49]。精神压力和强烈的情绪是人类的一部分，在这种情况下产生渴求是正常的。然而，这并不意味着个体必须屈服于渴求，个体仍有可能有效地控制渴求。首先，在这种情况下，个体需对自己怀有同理心，对自身所处的压力环境持有正确的认知，这至关重要。接下来，个体可以将应对这一挑战的策略分解成不会让人难以承受的小步骤：打电话寻求支持、散散步、远离压力环境、做五分钟的正念练习、深呼吸等。此外，在日常生活中相对平稳和正常的时刻为这些情况做好准备也会有所助益，建立应对危机情境的计划可以在个体面临压力时为其提供帮助。最后谨记，这一切（渴求）都会过去。

8. 人际冲突

人际冲突容易导致成瘾物质的使用[54]。人际冲突往往会引起强烈的渴求，这也是导致戒瘾失败的重要原因。人际冲突（如与他人的争吵）会迅速引发愤怒情绪，在这种情况下，个体可能会冲动行事，暴饮暴食、吸烟、喝酒或吸毒，甚至可能产生报复性想法，例如，试图通过复吸来伤害他人。当与他人发生争执时，个体可以离开当下的情境，进行短暂的休息，专注于自身的呼吸，通过正念觉察自己愤怒的想法，而后再与争执的对象重新接触，以解决引发愤怒情绪的矛盾。

9. 与他人共度的愉快时光

与他人共度愉快时光也是导致复吸的高危险情境之一。例如，在与朋友快乐地庆祝生日时，为了增添欢乐氛围，朋友拿出了一瓶啤酒，这时候许多个体可能会为了不扫兴而再次饮酒，想着就这一次喝一点，明天重新调整。与亲朋好友共度美好时光是令人愉悦的经历，个体应该积极参与其中，但个体也必须审慎考虑这些社交活动中是否存在任何会引发渴求的触发因素，以便为这些情况制定应对策略，管理渴求。

10. 偶吸：偶尔的一次或几次尝试

偶吸(Slip)时有发生，是指短暂地重新使用成瘾物质，但并未完全复吸。偶吸并不意味着个体又回到了从前的成瘾状态。能否正确处理偶吸，是个体走向完全复吸还是朝着价值观的方向继续前进的关键。有效地应对偶吸，可以让个体重回管理渴求的正轨，继续朝着价值观驱动的方向前进，而不至于自暴自弃。

个体在尝试新方法应对渴求后，却又因偶吸重新屈服于渴求时，通常会产生沮丧、内疚、自责、愤怒等负面情绪，认为自己是个脆弱的失败者，永远无法戒除成瘾行为。这些反应都是正常的，大多数人都会经历偶吸，但这并不意味着不能戒除成瘾行为，也并不意味着自己是个脆弱的失败者，个体需要意识到这一点。相比于给自己贴上失败者的标签，陷入自我否定的陷阱，对自己和这段经历施以仁爱之心是更好的做法，这有助于防止个体彻底放弃，自暴自弃。

当个体在这种处境之下，可以通过深呼吸练习(暂停片刻)从困境中抽身。深呼吸为个体提供了一个抉择的时刻，个体可以选择遵循自己价值观的指引，继续努力戒烟、戒酒、戒毒。如果个体处在一个有外部触发因素的环境中，最好离开这个环境。例如，如果在酒吧，可以离开酒吧；如果在一群吸烟的人中，就远离这群人。如果个体受到内部因素的驱使，比如压力，那就需要采用不同的应对策略，逃避并非是一个好的选择。

此外，偶吸是一次重要的学习机会，意识到这一点也会对个体有所帮助。发生偶吸表明出现了需要应对的新情况，个体需要去学习如何在新的情况下应对渴求和成瘾行为。个体可以通过反思这次偶吸，选择制定一个计划，以便未来更有效地应对新的情况。个体还需要记住自己迄今为止所付出的努力，并承诺不会放弃。

总的来说，当偶吸发生，接受自己对偶吸的反应，对自己怀有同情心，同时提醒自己将来可以以何种不同的方式应对这种情况。然后，将注意力转移到下一次选择上，可以使得个体继续朝着与个人价值观相一致的方向前行。

❖ 情绪管理与压力管理(5 分钟)

1. 情绪管理

强烈的情绪会诱发渴求，有效的情绪管理可以帮助个体更好地应对渴求，因此情绪管理十分重要。情绪管理涉及个体如何识别、理解和调控自己的情绪。情绪管理的第一步是识别和觉察自己的情绪。这有助于个体更好地理解自己的内在世界，帮助个体更清晰地意识到自己何时何地出现了情绪，以及情绪是如何影响自身的思维和行为的。理解情感是情绪管理的下一步，通过深入探索情绪产生的根本原因和触发因素，个体可以更好地理解自己的情绪反应，并找到有效的应对策略。情绪调控是情感管理的关键环节。它涉及个体采取积极的策略来应对情绪，以避免个体反应过度，从而产生不良后果。情绪调控方法包括情感表达、放松技巧、认知重构和社交支持、正念练习等。

2. 压力管理

在第三周“不要用毒品应对压力”的部分，已经对于压力及其应对策略进行了介绍。压力在生活中不可避免，对压力进行有效的管理，有助于减轻个体的焦虑和抑郁，降低渴求，防止复吸。正念、运动、寻求社交支持、心理治疗等都是有效的压力管理策略。

练习 21　应对渴求之正念冥想 2

练习说明：正念是切断引发渴求的相关刺激与导致成瘾行为的渴求之间联系的关键。正念可以将愉快和不愉快的经历与渴求和令人厌恶的习惯性反应脱钩或分离。

虽然改变成瘾物质使用相关的环境、解决相关的问题和增强积极情绪等都很重要，但这些方法并没有靶向渴求本身，而渴求是成瘾者导致复吸的重要因素。因此，正念提供了从大脑源头切断成瘾循环的可能性。如前所述，我们的自动思维就如汽车内置的导航系统，这个系统可以在不熟悉的领域引导我们，并帮助我们预测前方的情况。我们的渴求和与渴求相关的思想或想法旨在引导我们走向我们想要的东西（毒品）或某个地方，但它们本身并不是真正的道路。

通过下面的练习，你可以开始注意到渴求以及一般的心理图像和想法，它来临的时候不要被它引导，要将注意力集中在你自己的前方道路上。当你发现自己迷失在渴求的贪欲海洋中时，请尝试应对渴求的冥想练习。

练习1(10分钟)：

● 寻找一个不受干扰的环境中舒适的姿势，做几次深呼吸，让自己放松一下。

● 现在，花点时间观察你在渴求时的想法，是什么在你的脑海中一闪而过或停留着呢？只是去体验任何渴求的想法和感受，如果它们来了，不要试图逃离或远离它们，只是在你的脑海中，列出这些想法。

● 现在，我们可以思考一下：哪些因素最容易引起渴求？如何清理应对渴求的障碍物？一些常见的应对方式是什么？在脑海中列出最容易出现渴求的情况，例如压力大的时候，心情不好的时候，然后探索选择做不一样的事情会是什么样子呢？当我们按下“暂停”键时，是否会做出不一样的选择，更有意义的选择，更有价值的选择，更健康的选择呢？分析最常见的诱发渴求的想法和情况，考虑当你面对某个问题或者某种情绪时你如何反应？当自己陷入困境时，想一想是否有其他的路可以走呢？思考并认真回答这些问题。

● 例子1

想法是：我现在需要一支烟。

我的常见反应是：我吸烟是为了摆脱对烟的渴求。

相反的反应选择是：我会认识到这只是暂时性的烟瘾，并选择不吸烟。我会遵循我的价值观，做一些更有价值的事——给我所爱的人打个电话或者拿起拖把将地拖干净。在这种情况下，哪种应对措施效果更好呢？提醒自己，认识到渴求只是渴求并做符合我的价值观的某件或某些事情。

- 例子 2

想法是：我不应该屈服于这种渴求，我也是脆弱的。

我的常见反应是：我通过吸毒来舒缓负性情绪，或负罪感。

相反的反应选择是：我会承认保持不吸毒或戒毒很难，我只是个平常人，但是我可以选择不吸毒。判断在这种情况下，哪种应对措施效果更好。承认戒毒很困难，并且选择戒毒。

- 我们工作感到有压力时，或许想吃点甜食让自己感觉好一点。然而，我们要意识到这并不能解决压力的根源，只会添加压力。我们可以想其他办法，我们可以和朋友聊聊解决问题的方法，可以通过健身运动缓解压力等。

- 现在，每当渴求来临的时候，我们可以通过简单的 ABC 三个步骤来选择更有价值的行动。

A(接纳，Accept)：当渴求出现，我们接受渴求反应，只是感受当下的感觉。

B(意识，Be aware)：我们意识到渴求出现了，意识到我们的反应，意识到我们可以做出符合价值观的选择来应对渴求。

C(选择，Choose a valued action)：选择更有价值的行动，而不是使用成瘾物质。我们可以列出有价值行动的清单，并选择我们愿意去做的，有价值的事情。

- 让自己以这种新的应对方式去感受渴求，并应对渴求。现在，其实我们已经清理了应对渴求的障碍物。

- 现在，铃声将响起，当你听不到铃声时，你可以慢慢睁开你的眼睛。

练习 2(5 分钟，供选择)：

当我们面对渴求的时候，不妨试试下面四个步骤：

- 静坐一下：找到一个舒适稳定的姿势，可以是坐着、躺着，甚至站着(因为渴求会以各种姿势出现)，并观察接下来的几次呼吸。将注意力集中在呼吸的感觉上，注意吸气的上升和呼气的下降，并保持几分钟。

● 深呼吸：深呼吸一次，对自己承认，“我有这样的渴求想法[插入自己的渴求想法]”，这将有助于你退一步，并观察渴求。想象一下，这是来自你的导航系统的声音，它正在告诉你前方可能存在与渴求相关的体验。但你不必朝那个方向走，你只需记下导航系统所说的内容，然后坐下来“观察”导航和道路。这与渴求争辩或试图强迫它离开，是完全不一样的。再深呼吸一次，将脑海中的渴求画面或想法放在屏幕上，或者将其想象为导航系统的声音，生动地想象你的渴求的形状、颜色、大小、动作和声音。继续进行一次完整的深呼吸，只需观察并聆听你的渴求，无须争论，渴求就在那里，它传递给你的信息，并不是你的全部现实。

● 问自己：现在问问自己，如果我在开车时一直盯着导航屏幕，会发生什么？事情将会如何发展？当然，你会毁掉汽车！你是否愿意仅仅查阅导航，而这个导航是充满渴求的想法和图像，这是一个警钟。你只须向你真正想要去的方向前进，这样不仅会给你带来快乐，还可能会让你的生活充满活力，让你享受健康的旅程。

● 决定：你愿意平衡地考虑这个方向吗？朝着这个目标前进是否更有意义？你是否感到被渴求这个方向驱使？你是否愿意不仅聆听和观看导航，还愿意了解车内和车外（你周围的世界）发生的全部真相？你愿意接受这一切，然后继续朝着真正重要的方向前进吗？也许你会朝导航指向的渴求方向走，也许不会。你是完全知情的驾驶员，可以做出正确的决定。

讨论（10 分钟）：

邀请每位学员分享体验。

学员 1：就是心情不好的时候或者无聊的时候会想着，或者事情做完之后就会感觉毒瘾又来了。

辅导老师：所以我们先要认识到它，然后去应对它，我们可以通过正念的这种方式去管理渴求。

学员 2：脾气来的时候，吸毒的想法特别强烈。

学员 3：几年前，我吸得非常多，吸的时候感觉自己很厉害，后来我没尝试的（毒品）也尝试过了，身体也越来越差了，后面听家人的话就想戒毒了。

学员 4：我出现毒瘾的时候非常难受，然后非常想要去吸。

学员5:我刚开始吸毒的时候感觉挺舒服,全身痒麻。吸到后面,一堆毒品让我吸都没用了(没有吸毒的愉悦感),身体也垮了。

学员6:我心情不好就想吸毒,都是一些不好的事情让我形成了一种恶性循环,好像后遗症一样吸引我去它那里。

学员7:我每次毒瘾发作的时候,我就会想办法吸毒,吸了又后悔。我现在知道了,我不能被毒瘾带着走,我要走自己的路。

学员8:我感觉自己还好,现在没什么毒瘾,以前吸毒的时候也瘾不大,都是被朋友拉着吸毒的,我以后不会被别人拉着去了。

辅导老师:我来跟大家解释一下,可能大家现在还不一定会相信,但是我们只有通过练习,才能去感受到正念给我们带来的这种改变,慢慢才知道它为什么可以帮助我们戒毒,帮助我们更好地管理情绪,能够很好地放松自己并应对压力,能够活得很好,活在当下,那对于这种不健康的行为,我们都可以慢慢消除掉。

选择有价值的行动(10分钟)

选择有价值的行为,每个人列出一些自己认为有价值的行为。例如:

(1)听音乐;
(2)组织或参加聚会;
(3)与朋友或家人一起玩棋盘游戏;
(4)正念练习;
(5)看一部有趣的电影;
(6)假期计划;
(7)阅读;
(8)去图书馆;
(9)慈善工作或志愿服务;
(10)欢迎新邻居;
(11)加入合唱团;
(12)做瑜伽;
(13)绘画;
(14)从事手工艺工作(木工、陶器、纺缝);
(15)摄影及摄像;

(16)去钓鱼;

(17)园艺、照顾植物;

(18)照顾宠物;

(19)拜访朋友或家人;

(20)与朋友或家人一起吃饭;

(21)与邻居交谈;

(22)与朋友、家人和其他人一起喝咖啡或茶;

(23)给朋友、家人或同事打电话或发微信;

(24)结识新朋友;

(25)逛公园或观鸟;

(26)创办或加入社区花园;

(27)寻求帮助或建议;

(28)主动帮助有需要的人;

(29)给某人一个拥抱;

(30)出去约会;

(31)给予某人赞美;

(32)告诉所爱的人,你关心他们;

(33)接受体检;

(34)改善你的健康(减肥、改变你的习惯:如吃饭、运动);

(35)进行自我关爱的谈话和练习;

(36)烹饪或烘焙;

(37)参加体育联赛;

(38)体育锻炼;

(39)写作;

(40)远足、露营、自然探索和其他活动;

(41)捐赠;

(42)与亲戚、朋友聊天;

(43)加入当地社区群;

(44)创办或加入读书俱乐部或电影俱乐部;

(45)参与社区志愿者活动;

(46)给医院患者提供帮助;

(47)参加烹饪班、运动或其他在线课程；

(48)与朋友或家人一起玩游戏；

(49)给老朋友打电话；

(50)其他。

实际安排这些活动非常重要，因为它们是符合你价值观的目标。当你在戒毒或戒除其他成瘾行为时，这些坚定的行动将有助于替代成瘾行为。

练习22　负性情绪冥想

练习说明：你可以根据需要经常进行此练习。每当负面情绪开始在你体内积聚时，就用这个过程来释放它们。在练习时，可以问自己以下问题：

为什么选择这个主题？

当你思考这个话题时，你的腹部、胸部和头部有何感觉？

与这些本能感受相关的情绪是怎么样的？

你相信有关此主题的任何故事的积极或消极影响吗？

事实上，许多其他人对这个话题的感受与你相似。

随着对该主题的认识不断增强，你可能会有何感受？

练习(10分钟)：

● 有时负能量会在我们内心积聚，也许你感到焦虑、压力或愤怒，你可能会感受到这种压力，并且你的身体会收紧。当你有这种感觉时，释放这些情绪会很有帮助，就像释放蒸汽的压力阀一样，你可以通过用这种练习来释放这些负性情绪，你可以与困难的情绪或身体感觉共处。

● 找到一种你觉得舒服的姿势，闭上双眼，审视身体内部，试着找到你身体中感觉良好的部分，愉悦、安心、轻松，或者至少是中性的。你可以扫描你的手、脚或腿。但让你的注意力集中在你身体的这个愉快的部位，手或脚，或者你可以选择的任何地方，让你的注意力停留在那里，感受它，体会它，注意这些感觉是什么，让大脑放松一点点，感觉身体的那一部分。

● 现在如果你的身体感觉到某种困难，一种难受的情绪，或者是一种不舒服的身体感受，把你的注意力转移到这个地方，可能是你的肩膀、背部、头部感到疼痛，或者可能是一种悲伤或焦虑的情绪，或者愤怒。去感受，你身体里哪个部位有这种感觉？哪个部位有这种情绪？将注意力转到这里。只要注意一会儿，轻触一下它，感受它，保持呼吸。现在把你的注意力回到你感到放松的地方，回到你的手、脚或腿，让你自己在那里停留一会儿，感受它，体会它，放松，让注意力在此时此刻，给自己些片刻安静，让自己暂时离开可能难以承受的感觉。

● 现在，再一次把你的注意力放在身体感觉不舒服的部位或者情绪，你身体中的感觉，你胸部的振动，或者你腹部的紧张，或者下巴的紧绷，只是去觉察，保持自然的呼吸，让它停留在那里，不管有什么，停留在那里，然后把你的注意力再次带回身体的愉悦或中性的部位，你的手，你的脚，等等。

● 放松，停留在当下的感受，保持警觉，感受到这份安全感，保持和愉悦或中性部位的连接感。现在，让你自己和这个部位连接起来，看看你是否可以瞥见你身体里感到困难的地方，虽然你知道有一些事情还是让你感到不愉快，但是是否能仍然感受到自己和身体愉悦或中性部位联结的感觉，允许不愉快感停留在那里，将大部分(75 %)的注意力保持在感觉平静和放松的部分，保持自然呼吸，将注意力投向这个感觉困难的地方，关注它发生了什么变化，它是在增长还是在萎缩，是保持不变，还是转变成了别的东西，感受它，放松，呼吸。现在看看，你的内心是否感受到爱和善意。不管你现在感受到什么，身体疼痛，或是情绪痛苦，对自己友善一些，善待自己，你不是独自面对类似问题的一个人。

● 记住，如果你经常感受到压力、不知所措或焦虑，你可能会想尽可能远离它，这是可以理解的，但承认你无法停止焦虑这一点也很重要。每个人都尝试过，这不起作用。你可以与它建立一种不同类型的关系，你最终会感到轻松自在，甚至有可能开始接受它，作为进一步了解心灵的一种方式。所以当你度过这一天时，记住意识到的想法，只是单纯地意识到，它存在于你身体的感觉中。每当你记得这样做时，这是一件非常奇妙的事情，因为突然之间你就真的存在了。再说一遍，就好像你切断了负反馈循环，你走出了这种会加剧压力和不知所措的负性情绪思维的循环。相反，你实际上会关注你的身体和你正在做的事情。这既是一种平常的感觉，也是一种非凡的感觉。

● 接下来，再次注意呼吸，并默默地说："我很平静、平和。"同时，充分吸气，然后缓慢而轻柔地呼气，重复几次，注意胸部的起伏，认识到你所感受到的情绪。你不需要对他们做任何事情。注意它们，说出情绪的名称甚至会有所帮助。你的身体里有没有一个特定的地方可以让你感受到这种情绪？也许你的胃打结了，或者你的肩膀很紧张，或者你的胸部感觉很紧。不要试图将这些感觉推开，而是让它们通过你的身体，体验它们，然后让它们离开。只需注意你的感受，不带评判或依恋。用鼻子深呼吸，然后从嘴呼气，让情绪从你的身体随你的呼气流出，就好像它们被释放到一个容器中，将它们带离你。想象一下你的情绪是一个紧密的球，让球开始遍布你的身体，随着球的扩散，它开始消散，情绪开始消融。你正在平静地呼吸，呼出负面情绪。每一次吸气，你都会感到更加平静，每一次呼气，你感受到的情绪就会减少。可以将你的感受想象成一朵云，随着你的吸气和呼气，云开始消失，看着云彩散去。现在你的身体和心灵都得到了休息，你可以清晰地思考，你的肌肉处于放松状态，你的情绪并没有控制你，你的思维享受片刻的轻松。

● 请注意，现在你的情况发生了怎样的变化，你可以再次清晰地思考，而没有压力和负面情绪。当你今天度过这一天时，记住意识到的想法，只是单纯地意识到，它存在于你身体的感觉中。通过这种反复练习，我们可以从痛苦中解脱出来，愿我们都幸福。

● 现在，铃声将响起，当你听不到铃声的时候，你可以慢慢地睁开双眼。

讨论(10 分钟)：

邀请每位学员分享体验。

学员 1：我每次感到紧张或生气的时候，就感觉肚子发紧，这个练习让我慢慢放松了。

学员 2：刚开始练习的时候有点紧张，后来就很放松了。

学员 3：我一直跟着老师的引导语走，刚开始体验到不好的情绪，慢慢地好像转移了，释怀了。

学员 4：我觉得自己有很多很多不好的情绪，随着老师的引导语，后来就平静下来了。

学员 5：我感觉很放松，到最后一点烦恼都没有了。

学员 6：我觉得自己老走神，不过都能拉回来，后来听到老师说一朵云，我感觉所有的烦恼有点云开雾散似的。

学员 7：我没啥特别的感觉，有点想睡觉，老师的声音很温柔，我都快睡着了。

学员 8:我觉得老师说得非常好,我自己就是经历了很多痛苦,现在感觉可以从痛苦中解脱出来了,好好生活。

练习 23 这一天冥想

练习说明:尽量寻找一个可以感受绿叶和天空的大自然环境,这是一种基于自然的正念方法。在正式的正念练习中,我们通常使用呼吸作为注意力的锚点。我们发现自己的思绪偏离时,将它重新带回到呼吸上来,这可以让我们的注意力重新连接起来,让自己更加活在当下。研究表明,接触大自然本身对人的心理和生理方面的健康都有广泛的好处。接触大自然的体验提供了各种感官刺激,使我们可以集中注意力并更容易活在当下。在大自然环境中练习或许更有助于我们培养正念态度,感恩生活,感恩他人。

练习(10 分钟):

- 找到一个舒适的位置,轻轻闭上双眼,坐得稍微高一点。感受今天,这样一天,你不会觉得这只是另外的一天而已,这不仅仅是另外的一天,这是给你的一天,给你的,这是给你的礼物,这是你此时此刻唯一拥有的礼物。如果你不做别的事情,只是对这个唯一的这一天做出反应,那么唯一恰当的反应是:感激。如果你学会像对待你生命中的第一天和最后一天那样的反应,那么你会很好地度过这一天。

- 清早起来,睁开你的眼睛,你发现自己的眼睛可以睁开,周围那么多美丽的景色或色彩映入我们的眼帘,仅仅是为了让我享受这种感觉。看看天空,我们很少看天空,我们很少注意天上的云彩,每一刻它们都在移动。现在,请将下巴处于中立位置,头顶朝向天空,同时,放松肩膀,软化腹部,放松大腿,用鼻子缓慢、耐心、均匀地呼吸,让每次呼气的长度至少与吸气的长度一样长,享受安静、舒适、轻松的呼吸。

- 坐在这里,观察并注意呼吸,当念头升起时,让它们存在,因为它们像云朵一样,也会消散或消失。坐在这里,只是观察呼吸的感觉(停顿 3 个呼吸)。

- 坐在这里,带着呼吸,心中仍有动静。这一次,当你认识到一个想法或思考的过程时,观察那个想法,就像你从远处观察它一样。注意,你的思绪或许就像天上的云一样,移动、改变、来来去去,它们成形,持续一段时间,然后消散,就像云朵溶解在稀薄的空气中一样。

● 现在，将注意力带到天气，想一想天气，我们会关注天气，但是我们通常不会去想天气变化的所有细节。通常，我们只是想好天气和坏天气。

● 这一天，此时此刻，我们拥有独特的天气，或许这种天气形式，未来再也不会出现。

● 此时此刻，天空中云彩的形成也是独特的，未来不会和现在一模一样。如果此刻合适，睁开你的眼睛，看看现在的天空。或者，回忆刚才看到的天空，今天的天空和昨天的、前天的都不会完全一样。

● 看一看或想一想，你现在遇见的人的面部，每个人的脸上都有着精彩的故事，这个故事是你从来没有彻底了解的。不光是他们自己的故事，还有他们祖先的故事。

● 我们退回得远一点，在这一天的此时此刻，所有你遇见的人，不同时代的人，来自不同地方的人，他们都在这里和你相遇，就像是生命的水，只有你打开心扉，并喝下这些水，才能感觉到这生命的水是多么的珍贵。

● 对这些珍贵的礼物，打开你的心扉，例如文明的发展带给我们的礼物，打开开关，就可以亮起电灯；打开水龙头，就流出热水、冷水、饮用水。这些礼物，或许是世界上上百万的人都不能体会到的。这些只是太多的珍贵礼物中的几个例子。

● 或许，你还可以去想一些其他的例子，我们在这里感受自己的呼吸，安静地想一想生活中的其他例子，任何日常生活中感觉平常的礼物，或许此刻你都能感觉到它的珍贵之处，带着感恩的心去感受它……现在，我们默默地在这里待一段时间，感受你能想到的礼物，感受此时此刻你的感觉、你的想法……

● 打开你的心扉，全身心地感激这些礼物，通过你的眼神、你的微笑、你的身体接触、你处在当下的身心，让你的感激发散到周围。

● 现在，祝福你这一天遇见的每一个人，祝福世界上所有的人。

● 带着这样的态度，带着正念，你将会度过非常美好的一天。

● 现在，当你准备好时，缓缓地睁开你的眼睛。

讨论(10 分钟)：

邀请每位学员分享体验。

学员 1：我觉得这个练习好像没什么，因为这两天身体不舒服，背痛胸痛，所以注意力都在这个痛上面了。

辅导老师：你还记得那个疼痛管理的练习吗？能把注意力带到身体舒服的地方吗？

学员1：我刚刚试了，感觉能缓解一点疼痛，但我感觉还是会有点困难，因为疼痛还在那里。

学员2：我感觉很好，我就是觉得我们要过好每一天。

学员3：每一天都很好，我们要特别珍惜生命，享受生命，越是我们这个年龄就越要懂得享受和珍惜每一天，每天除工作之外要去做很多有意义的事情，外面的很多事情都很精彩的。

学员4：我们要有感恩的心，当我带着这颗感恩的心去看世界的时候感觉每一分钟都特别美好。

学员5：我做了这个练习后就觉得我要在这里活好每一分钟，要珍惜当下。

学员6：我要去做自己觉得有价值的事情，做出有价值的选择。

学员7：我在听的时候画面感好强，我看到了天空、云和天上飞的鸟，自己坐在那个大鸟上面飞着，吹着风，看着天上的云彩和地下的风景，绿油油的一片，感觉很舒服，很放松。

学员8：我就想到了今天，早餐我吃得非常开心，因为最近食堂那边加了一瓶辣酱，我是真的非常喜欢吃辣，今天真的是一天的好心情。

辅导老师：其实我们只要活好每一天，每一个当下，就活好了，对不对？把握好每一个当下，就是不管出现情绪问题也好，出现这种渴求也好，我们都能够很好地去感受它。然后能够带着感恩的心，去做自己觉得有价值的事情。

练习24 助眠冥想

练习说明：健康的睡眠更多地与休息质量有关，而不是与时间数量有关。当我们平静下来时，我们的身体也得到了休息。因此，睡眠冥想有助于创造真正宁静的夜晚所需的内在条件。而这种休息会让我们更容易放松下来并入睡。冥想训练时我们减少头脑中的思考，更多地把意识放在当下。当我们突然停下来并保持安静时，大脑陷入沉思的倾向可能在就寝时间达到最强。用科学术语来说，冥想可以通过激活副交感神经系统并鼓励放慢呼吸来降低心率，从而增加夜间优质睡眠的前景。睡眠冥想是一种特定的、引导性的体验，它本身就提供了一种自然的睡眠帮助，让我们能够放下一天中发生的一切和所说的一切，这样我们就可以在让身体休息的同时让心灵得到休息。在进行基于睡眠的引导冥想时，你可能会发现正念练习可以帮助放松身心，释放一天的烦恼，轻松进入休息状态。

练习 1(10 分钟)：

● 欢迎来到今天的练习，请找到一种舒适的姿势，做几次深呼吸。

● 现在，尝试在脑海中想象一些画面，并专注于这个画面一段时间，来清理大脑中杂乱的思绪，安心地进入睡眠的状态。如果现在还没有躺平，请平躺下来，当你准备好，双手向两侧放着，打开胸腔与肩膀，让后背平整地展开，头轻轻地转向左侧，放松颈部右侧的肌肉，缓慢地转回中间，再慢慢转向右侧，放松颈部左侧的肌肉，再次回到中间，感受一下此刻你的头部正处在中正的位置。

● 如果你还没有闭上眼睛，此刻可以轻轻地闭上。

● 让我们一起开始今天的练习。

● 现在请试着把注意力放在自己的呼吸上，缓缓地吸气，缓缓地呼气，随着呼吸让自己越来越放松。用鼻腔呼吸，感受气流在鼻腔中的流动，随着每次呼气，身体都更加放松一些。观察空气是如何进入到你的身体，又是如何离开的。不需要试图阻碍或是刻意放慢自己的呼吸，让它自然而然地发生。跟随自己呼吸的节奏，伴随着每一次呼气，让身体变得越来越放松……

● 如果你发现自己的注意力从呼吸上飘走了，那么请试着温柔地把注意力带回到自己的呼吸，仔细地、专注地体会每次新的呼吸，去感受此时此刻。试着不去控制自己的呼吸，让它自然而然地发生。伴随着每一次吸气、呼气，感觉自己变得越来越柔软、轻松。感受每一次吸气，空气进入你的胸腔，腹部微微隆起；感受每一次呼气，腹部柔和地回落，胸腔柔和地回落，空气舒缓地离开你的身体。

● 现在让我们开始想象这样的画面：在你的脑海中出现一片平静的湖面，湖水没有一丝波澜，在温暖的阳光下泛着优雅的深绿色。这是一个温暖的春日，阳光柔和，湖边的树木、青草都郁郁葱葱地生长着，在这里你感到很安全、舒适，周围没有任何的噪声，也没有任何的干扰。想象你自己正放松自在地躺在湖边的木椅上，你能感觉到空气清爽的味道，感觉木椅舒服地微微摇晃，感受柔和的阳光照在你的皮肤上。你一抬头就可以看到湛蓝的天空，像棉花一样的云彩，你知道这里的一切都无比的安全，没有人会来打扰你，你也不需要忧虑任何的事情，可以安心地躺在湖边的木椅上，享受这里一切的平和、安详。

- 如果你发现自己在想象中有困难，可能是太用力、太执着于细节了。想象是非常自然的能力，你可以在心里默念“湖水”两个字，或是“湖面”“湖边”“木椅”这些词，画面在脑海中很自然地就会浮现出来，放轻松地试试看。
- 现在你可以尽情地观察脑海中出现的画面：湖水、蓝天、白云、森林、草地，观察自己舒适地躺在木椅上的样子。
- 如果你的头脑中有其他的思绪出现，不必跟随，也不需要评价，允许这些思绪自然地离开，你只需要简单地把注意力温柔地带回眼前的画面中。
- 现在把注意力再次放到呼吸上，用鼻腔深深地吸气，均匀地呼气，看到你眼前的画面变得越来越模糊，慢慢地消失，感受自己此刻完全的彻底的放松，允许自己只是简单地存在，存在于此刻的平静与安宁之中。现在你的身心已经做好了准备，去享受这个放松、平和的夜晚。
- 晚安，祝你睡梦香甜。

练习 2(10 分钟，供选择)：

- 从躺下开始，让双腿以舒适的姿势休息，与臀部同宽，你可以将手臂放在身体两侧或将双手放在腹部。首先注意你的呼吸，尽可能注意与呼吸相关的身体运动，例如腹部的起伏。或者，如果你愿意，可以将注意力集中在进出鼻子和嘴巴的空气上。有很多想法是很正常的，甚至是意料之中的。你的思绪会重新回顾这一天，或者陷入对明天的担忧之中，认识到这些习惯，然后练习顺其自然。给任何吸引你注意力的东西贴上标签，然后再次注意呼吸。吸气……呼气……。注意你是否陷入努力、沮丧或恐惧之中，并对自己抱有同情心。抓住自我批评或沮丧的想法，然后再呼吸一次。想法只是想法。吸气……呼气……。此时此刻，你无须修复或更改任何内容。注意你的想法的去向，并给它们贴上“想法”的标签。回到下一次呼吸，吸气……呼气……。将注意力转移到身体的感觉上。首先将你的意识转移到脚部的身体感觉上，你不需要扭动脚趾或移动脚，只需注意它们——温度，或脚跟对毯子或脚下垫子的压力。
- 从脚开始，将注意力转移到小腿上，注意内心所看到的一切，无须努力去感受任何发生的感觉。然后从小腿开始，经过膝盖，到达大腿。如果你感到任何压力或紧张感，请试着放松并放手。然后将注意力从臀部和骨盆转移到腹部。你可能会注意到呼吸上下移动的感觉，或其他身体感觉，有时甚至是情绪的反应，也许在你的胃部可以感受像恐惧或愤怒这样的情绪，或者紧张或紧缩的感觉。当你从腹部移动到胸部时，请注意每次你的思绪陷入不适或分心的想法，然后轻轻地、耐心地再次引导它回来。

● 现在，请将注意力移动到背部，我们中的许多人都会以不同的方式保持背部紧张，尽可能地放松肌肉，将肩膀远离耳朵。如果你觉得需要做出调整，请有意识地进行调整，暂停并选择下一步行动。将你的注意力转移到你的手和下臂上，同样不需要主动移动或改变任何东西，观察并放手。

● 现在，感受颈部，再感受脸部肌肉，也许会注意到任何紧绷或挤压的位置，尽可能轻柔地放松这些肌肉。然后花几分钟时间，对整个身体的身体感觉有一个总体的认识。

● 现在，如果你还醒着，每当你的思绪徘徊在过去或未来，或任何它选择去的地方时，就把你的注意力温柔地带回到呼吸上。如果它对你的注意力有用，你可以数呼吸，吸气，一，呼气，一，吸气，二，呼气，二……当你达到十时，再从一开始。如果计数让你分心，那么就专注于呼吸的感觉，无论你感觉到空气进入或离开你的身体，或者你的腹部和胸部起伏。现在继续数你的呼吸，将呼吸数到十，每当你分心时就耐心地把你的注意力拉回来。如果你记不清了，那也没关系，从你最后记得的地方重新开始。

● 现在，你的身心都已经准备好了，可以进入放松而舒适的睡眠了。

讨论(10 分钟)：

邀请每位学员分享体验。

学员 1：我之前是没有集中的，后来老师说看到湖间有湖水啊，树木啊，我一下就想到我在公园时的情景，那几分钟我是很放松的，没有感觉到我这里痛了。

学员 2：我听着老师的引导语感觉非常的放松，要睡着了，之前的一些练习本来就好睡，这个更能睡了。

学员 3：我一直没睡着，感觉自己介于半梦半醒之间，想到场景飘飘的，身体很舒服，跟着引导语走好像要睡着了，如果晚上睡觉是这种状态的话就很容易入睡。

学员4:我原本睡着了,但最后老师敲铃的那一下,我就被惊醒了。

学员5:感觉这次练习的时间太短了,没一会就醒了,没有怎么深入,但睡了一会感觉非常的舒服。

学员6:还是会想很多以前做的事情,后面又拉回到当下的感觉。

学员7:一开始睡了,后面空调风吹着有点冷又拉回来了,全程都在半睡半醒。

学员8:感觉很放松,就像在夏日沙滩上遮阳伞下吹着海风,一边喝着红酒,一边吃着水果,在那里享受着。

学员9:睡得很香,也是被老师那个铃声叫醒的,起来之后感觉整个人都好轻松,像睡了很久一样。

学员10:我也是,睡了一觉后感觉自己的劳累全部扫空了,身体轻飘飘的。

四、第六周课程讲义

与负性情绪相处

在本课程中,我们学会识别并清理应对渴求的障碍物,这样可以更好的应对渴求。负面情绪是生活的一部分,我们无法避免它们,但我们可以选择如何应对它们。当自己出现负性情绪时,将你的意识放在这种负性情绪本身的感受上,注意自己会感受到什么,身体是什么样的感觉。不要理性地去思考,只要去感受它就好。可以将爱和善意带到负性情绪的感觉上来。

练　习

ABC 练习

每当出现渴求的时候,我们可以通过简单的 ABC 三个步骤来选择更有价值的行动:

- A(接纳,Accept):当渴求出现,我们接受渴求反应,只是感受当下的感觉。
- B(意识,Be aware):意识到渴求出现了,意识到我们的反应,意识到我们可以做出选择来应对渴求。

- C(选择,Choose a valued action):选择更有价值的行动,而不是使用成瘾物质。我们可以列出有价值行动的清单,并选择我们愿意去做的,有价值的事情。

正念练习:负性情绪冥想

练习时,可以花点时间反思一下你的练习经历。例如:冥想练习在哪些方面帮助你释放负面情绪?练习过程中你产生了什么想法或感受?释放这些情绪后,你有什么改变吗?为何如此?记录下你释放负面情绪的经历,看看是否会出现任何更健康的行为模式。释放负面情绪后,你感觉如何?当没有压力和忧虑时,你的身体感觉如何?思考冥想是否会让你也想放弃生活中的其他事情?如果有,它们是什么?记得以感恩之心结束练习。

家庭作业

每日练习

(1)继续练习“呼吸冥想”和“关爱冥想”。

(2)供选择:将正念带入你的生活,任何时候都可以练习。每天试着练习 20～30 分钟。

(3)供选择:注意自己在日常生活中是否出现渴求,试着选择有价值的行动。

五、第六周课程练习记录

正式练习

本周至少进行六次呼吸练习或身体扫描。不要期望从这种练习中感受到任何特别的东西。反之,试着不要对它有所期望,只是让你的经验成为你的经验。每次进行呼吸练习或身体扫描时,在下面的表格中做记录。在评论栏中,写几句话来提醒你对特定身体扫描的印象:出现了什么,感觉如何,你在身体感觉、情绪、想法等方面注意到了什么。重要的是练习后立即记录下来,因为时间久了很难清楚地回忆。请将正式练习记录在下面的正式练习日志中。

正式练习记录表

正式练习内容与时间	正式练习评论
例如：负性情绪冥想，10 分钟。	我感觉自己做这个练习的时候，我的注意力都集中在负性情绪带来的感觉上，以及身体的感受上。我能体验到身体某个部位的紧张感，当我带着正念察觉，随着每一次感受呼吸，这种负性情绪逐渐消退，练习后有一种从痛苦中解脱出来的、幸福的感觉。
第 1 天	
第 2 天	
第 3 天	
第 4 天	
第 5 天	
第 6 天	
第 7 天	

非正式练习

这周的每一天，看看你是否可以将正念意识带入一些其他常规活动。例如，心情不好时，记住带着正念去感受。每晚睡前，看看你是否能回忆起至少一个“简单的正念意识”例子，并将其记录在下面的非正式练习日志中。

当时如何？你在哪里？和谁在一起？你在做什么？	在你决定正念体验之前，你注意到了什么想法和感觉？	当你有意识地做这件事时，你注意到了什么想法和感觉？	你从中学到了什么？	当你写下这些内容时，注意到了什么想法和感觉？
例如：一堆马上要到截止日的事情要做，还感冒了，很心烦。	我感受到这种心烦的感觉。	我感觉到了自己很烦躁，胸口堵得慌，我带着正念去感受这种感觉，然后将注意力带到呼吸的感觉上。	我会将自己的注意力拉回到吸气与呼气的感觉上来。	感受到自己并没有那么烦，原先带着正念去感受这种情绪，它会自然而然地消退。
第 1 天				
第 2 天				
第 3 天				
第 4 天				
第 5 天				
第 6 天				
第 7 天				

第七周　寻找应对渴求的支持

不要相信你所想的一切。

Don't believe everything you think.

——约瑟夫·阮(Joseph Nguyen)

在进一步了解我们的想法和个人思维模式的过程中，我们越来越多地看到一切事物的流动性、无常性和短暂性，以及随之而来的一种潜在自由和灵活性的意识。当你只是坐下来并承认心中出现的任何事物，不进行评价或判断时，或者为某些结果而挣扎时，你的思想会更加稳定，顺其自然的能力也会增强。并且，你会在日常生活中具有更强的洞察力和同情心。当你进一步意识到这是自己编造的故事和心理陷阱，或意识到你为自己设定了目标时，你就会开始更轻松地摆脱它们。

一、第七周课程准备

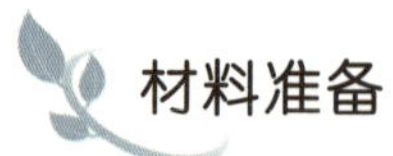

材料准备

(1)第七周课程内容提纲；

(2)第七周讲义；

(3)练习记录——正式练习；

(4)练习记录——非正式练习；

(5)写字板与笔；
(6)钟表；
(7)铃铛；
(8)练习音频。

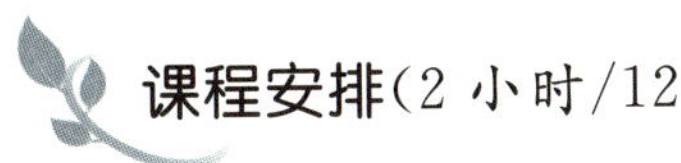

课程安排(2 小时/120 分钟)

(1)回顾第六周课程(2 分钟)；
(2)寻找与建立应对渴求的社交支持网络(10 分钟)；
(3)练习 25:应对渴求之正念冥想 3(练习 5 分钟+分享体验 10 分钟)；
(4)课间休息(10 分钟)；
(5)处理不支持者 (5 分钟)；
(6)练习 26:想法之静坐冥想(练习 10 分钟+分享体验 10 分钟)；
(7)练习 27:呼吸、声音与想法冥想(练习 18 分钟+分享体验 10 分钟)；
(8)练习 28:助眠冥想 2(练习 20 分钟+分享体验 10 分钟)；
(9)总结本周课程并简单介绍下一周课程。

二、第七周课程简介

寻找与建立应对渴求的社交支持网络(10 分钟)

社交支持是一种感觉或体验,认为一个人受到照顾、尊重,是相互支持的社交网络的一部分,对身心健康产生有益的影响[55]。当个体面对渴求时,拥有一个有效的支持网络是帮助戒烟、戒酒、戒毒,通往更健康、更美好生活道路上最重要的因素之一。事实上,许多个体都把人际关系(包括与家人和朋友的关系)放在自己价值观清单的首位。由于人类天生是社会生物,与他人建立密切联系有助于个体表现得更出色。社交支持可以给个体情感、身体和社会等各个方面带来益处,包括:

①缓解压力对个体的影响；
②帮助个体提高应对生活事件的能力；
③指导个体克服具有挑战性的渴求；

④鼓励个体践行自己的价值观；

⑤促进健康和积极的生活选择；

⑥帮助个体坚持自己承诺的行动计划。

大量研究探索了社交支持的益处，即当个体处于安全和亲密的关系中时，如何茁壮成长[55]。研究还证实，人际关系的质量比数量更重要，尤其是在随着年龄增长的情况下[56]。因此，个体并不一定需要很多朋友，拥有二三个亲密的朋友就能为个体带来上述所有好处。但研究还发现，如果个体只有一个亲密朋友，个体就会期望该亲密朋友能满足自己的所有需求，而这可能会产生问题，因为一个人无法满足另一个人的所有需求。例如，一个伴侣可能期望对方在浪漫、友谊和共同活动方面满足所有需求，但对方可能无法完全满足。无法从关系中获得足够的支持可能会导致个体屈服于渴求，通过从事成瘾行为来获得支持。因此，拥有几个亲密朋友对戒毒更有帮助。那么，在个体需要帮助来克服渴求时，该如何寻找支持来源呢？

1. 寻找并识别支持者

有益的支持者是那些关心戒毒者最佳利益的人。很多个体都有几个有益的支持者帮助自己克服强烈的渴求。这些有益的支持者会提醒个体什么是最重要的，帮助个体从自己的想法和情绪中抽身，练习接受渴求，使得个体朝着自己所珍视的方向前进。有益的支持者可以以不同的形式出现。即使是那些仍在从事成瘾行为的人，如果他们支持对个体来说重要的事情，他们也可以成为个体重要的支持者。例如，一些吸毒者，即使他们还没有准备好采取措施更有效地控制自己的渴求和成瘾行为，他们也不想伤害别人，会拒绝给戒毒的朋友提供毒品。

有益的支持者会以不评判的方式倾听，会鼓励个体全力以赴，会遵循个体的价值观，会与个体沟通，了解个体的行为表现。有益的支持者不会唠叨个体，因为唠叨会打击个体的积极性，削弱个体的戒毒动力。在寻找有益的支持者时，还需要考虑其是否真诚、可靠、负责，以及是否遵守承诺。但要认识到，人无完人，过于严格的筛选规则会阻碍个体寻求社交支持的进程。潜在的有益支持者也会有自己的压力，因此也要为其提供不带偏见的态度和支持，成为他的有益支持者。

以下是一份清单，列出了有益支持者的特征，以供筛选时使用：

有益支持者的特征表

特征	有	没有
1. 他们会倾听你吗？		
2. 他们会给你有用的建议吗？		
3. 他们值得信任吗？		
4. 他们诚实吗？		
5. 他们可靠吗？		
6. 他们负责吗？		
7. 你可以和他们分享好的和坏的消息吗？		
8. 他们会为你挺身而出吗？		
9. 他们是否考虑到了你的最大利益：你的清醒和你对价值观驱动的生活的选择？		
10. 你的直觉告诉你他们会陪伴你吗？		

2. 建立社交支持网络

在控制渴求和实现价值观导向目标的过程中，个体必须拥有支持者。在确定谁是有益支持者时可能会遇到一些困难，这很正常。以下是一些建立或扩大社交支持网络的方法，帮助个体实现目标。

(1)认识新朋友

要建立或扩大社交支持网络，第一步或许就是结识新朋友。如果个体在生活中缺乏有效的支持来源，或者有旧朋友会阻碍自己在有价值的生活道路前行，那么寻找新的支持来源就很重要。个体必须将自己置于与他人（包括陌生人）相处的环境中，主动寻找与自己有共同语言的人。志愿服务、社区活动、健身场所和娱乐组织等都是结识有共同兴趣者的理想场所。

(2)倾听

要与他人建立新的关系，重要的是自己要做一个好的倾听者，在他人需要帮助的时候给予支持。人际关系是双向的：要想得到支持，就需要给予支持。做一个好的倾听者，会让对方感觉良好，感知到真诚的关心，从而建立联系。

前面的练习中有关正念聆听的部分，就是培养在与他人互动时全身心地投入的能力。在与他人互动时，大脑经常会思绪游离，出现一些无关的想法，导致无法全神贯注地聆听对话的全部内容。而正念倾听意味着将全部注意力聚焦在对方的发言上，全身心投入地聆听和理解对方的话语。通过眼神交流、微笑和点头等，表现出对话题的真正兴趣。人们可以察觉到自己是否真正被倾听。以下是一些关于正念倾听的指导原则：

保持在当下：将全部注意力聚焦在对方所说的话上。一旦意识到思绪开始游离，立即将思绪拉回到正在进行的对话上。若脑海中有评判的声音出现，要识别它们并重新将注意力集中到说话者身上。留心对方的声音、音调和节奏，以及肢体语言和口型。倾听他们的话语，尝试不带判断地理解其内容。

以同理心倾听："同理心"的定义是理解并分享他人感受的能力。这意味着给予他人分享他们的经历、想法和感受的空间，而不中断、纠正或提供建议。留意自己在某些情况下希望以这些方式回应的冲动，然后选择如何行动，不是基于自己一时的想法，而是基于成为一个积极、有同理心的倾听者的承诺。

反馈对方的话语：这是对对方的肯定，有助于让对方知道他们的声音被倾听了。这可以让对方纠正任何误解，有助于改善沟通和理解。要进行反馈，可以使用一个简单的公式，如"当 YY 发生时，你感觉/感受到了 XX"。正念的反馈听起来像这样：

"你刚刚提到你想到了……"

"看起来或听起来你经历了……我听你说你需要……"

注意自身反应：了解自己的感受很有帮助，因为这可能会影响自己对他人的反应。可以观察自己的反应，并检查这些反应是否会影响自己不带评判性地倾听面前这个人的能力。

（3）敞开心扉的真诚交流

在建立有益的、支持性的关系时，互相保持开放和诚实至关重要。有益的支持者会倾听、接受他人的想法和感受。个体可以敞开心扉，不用担心被批判。在冲突出现时，应以正念聆听对方并给予回应，而非假定对方动机不良，进而导致无意识的误解和感情伤害对方。

(4)耐心

需要对那些正在学习如何提供支持或努力掌握如何成为有益支持者的技能的人保持耐心。因为这个时候我们不能太着急,他们可能需要更多信息、指导以及时间来学习如何更好地提供支持。

(5)学会自我表达

学会自我表达意味着以有助于他人理解的方式坚定自信地表达自己的需求,以增加他人支持自己的可能性,但这并不意味着自己总能如愿以偿。同样,需要区分哪些是自己可以控制的(自己的行为),哪些是自己无法控制的(他人的行为)。

自我表达包括三个简单的步骤:

①以实事求是的方式陈述自己想要讨论的情况或需要解决的问题。这包括在陈述情况时不要指责或责怪任何人,这可以帮助对方听到自己的观点,而不是让对方进入防御模式或筑起防御之墙来保护自己免受攻击。

②表达情况(而非他人)给自己带来的感受。谈论感受是很重要的,当个体听到他人表达自己的情绪时,往往会调整自己的情绪,努力共鸣。

③清楚表明在这种情况下自己的需求,或者如果自己没有具体的要求,可以进行讨论,找到最佳解决方案。

下面举个例子。一位妻子向丈夫倾诉,在她积极追求更健康饮食的过程中,没有感受到家人的支持,因为其他家庭成员总是把垃圾食品带进家里。她使用自我表达的方式与丈夫进行了对话:

①你知道我一直在努力让饮食更健康,但当垃圾食品经常被带进家里时,我就很难做出健康的选择了;

②这让我感受不到支持,我有点失望和愤怒;

③我希望我们可以减少订购垃圾食品的次数,我希望能减少到一周两次。

丈夫听完后感同身受地回答说,他以前没有意识到这给她带来的挑战有多难,他是想支持她的。接着,他们共同商定了每周的晚餐计划,每周只吃一次外卖快餐。

这种沟通方式不同于咄咄逼人(只表达自己的需求,无论如何都要达到自己的目的)或消极被动(不表达自己的需求,把自己的感受压抑在心里)。自信而明确地表达自己的需求是指以对方愿意倾听的方式表达自己的感受和需求,同时注意平衡自己和对方的需求。为了提高这种方法的效力,建议将请求表述为“请做某事”而不是“请不要做某事”。

A. 请做……(√)

B. 请不要做……(×)

例如,这位妻子要求他们一周只叫两次外卖,而不是说他们不应该每晚都叫外卖。自信而明确地表达自己的需求需要练习,尤其是当自己不习惯用这种方式与他人沟通时,个体可以提前计划好自己想进行的谈话内容和谈话方式,以防止谈话过程中措辞不当。通过练习,这种沟通方式将会变得容易实施。

⑥平衡自我需求与他人需求

在人际关系中,个体很容易失去自我,而试图满足他人的期待。要想建立健康的人际关系,个体必须在他人的需求与自己的需求之间取得平衡。过度地关注他人需求可能导致自我需求的忽视。如果不给自己足够的空间和时间来关注自己的需求,就可能会难以控制渴求和成瘾行为。

3. 利用社交支持帮忙应对渴求

当受到渴求困扰时,可以寻求支持者的帮助。可以和他们谈谈自己的想法、对自己来说重要的事情,以及为什么自己渴求的事情(如吸烟、饮酒、吸毒等)对自己没有帮助或不符合自己的价值观。还可以提出可能引发自己渴求的问题,询问他们的解决方法。在寻求帮助时,使用自我表达的沟通技巧来帮助自己。以下几种寻求帮助的方式:

集思广益,制定渴求应对计划。当渴求产生时,与朋友和家人谈论可行的替代方法。可以请自己社交网络中的有益支持者帮自己集思广益,想出一些有助于以价值观为基础的行动。与支持、关心自己的人交谈,可以成为控制渴求的一个重要方法。

寻求鼓励。当强烈的渴求、想法和情绪产生时,向支持者寻求鼓励十分有帮助。他们可以给予个体动力,让个体不再感到孤单,并提醒个体在控制渴求和改善生活方面已经取得了多大的进步。

坚定行动的伙伴。很多时候,一些更有意义、有目标的行动是与他人一起进行的。因此,可以找朋友一起行动。例如一起加入读书俱乐部,一起上课，一起去健身，一起听音乐会。当有其他人在身边鼓励自己时，个体会更容易投入坚定的行动中去。

聆听练习

聆听者建议：

（1）将全部注意力集中在倾听的人身上。

（2）尝试偶尔与身体的感觉联系起来。可以安静地聆听，但同时有一定的身体意识。

（3）意识到你的身体反应和心理反应。

讲述者建议：

（1）尝试真诚地、发自内心地说话。

（2）尝试偶尔与身体的感觉联系起来。当我们说话时，我们很容易与自己的身体失去联系。

（3）有时，你可以用语言表达你所意识到的事情。

练习 25　应对渴求之正念冥想 3

练习说明：当我们发现自己正在与渴求作斗争时，可以练习“应对渴求”的正念技巧。当你面对渴求诱惑时，通过集中、有意识地意识到自己所经历的感受，更多地了解渴求背后的原因，就可以缓解渴求。“应对渴求”练习可以帮助你应对酒精或毒品等成瘾物质的渴求，因为当你开始经历这种渴求时，你会更加关注自己的身体和心理感受，更加了解自己的感受。正念帮助你接受自己有渴求的事实，然后确定地知道渴求是暂时的并且会过去。当你练习正念时，你可以“有意识地观察并与之保持联系、保持距离”，而不是开始从事默认（自动思维）的“习惯性有害行为”（即吸烟、饮酒或吸毒）。

在容易引起渴求的情况下，随时可以练习应对渴求的正念冥想。如果没有吸毒渴求，也可以针对吸烟的渴求或其他渴求，也可以想象一种渴求。

练习（5 分钟）：

- 找到一个不受干扰的环境，采取一个舒适的姿势，闭上眼睛或睁眼找个地方轻轻凝视，做几次深呼吸，让自己放松下来。

● 现在，将你的注意力集中到你的身体上，认识到它在不断感知周围的环境。将你的注意力带到你的呼吸，并注意当你吸气和呼气时可能有的任何感觉。当你的注意力转移到渴求相关的思绪时，花点时间注意一下这些想法把你带到了哪里，不对它们进行评判，回到你的呼吸，腾出空间，只是察觉你内心有这些想法。记得回到你的身体感受，每次你走神时，你的思绪把你带到吸烟、吸毒等相关的场景或内容时，记得把注意力拉回到自己的呼吸。

● 现在将注意力转移到你的身体上。从你的脚趾开始，然后向上移动，慢慢扫描身体的每个部位，直到你的头顶。注意你坐着或躺着的姿势，以及你的身体如何轻轻地挤压支撑你的物体。你注意你的身体，练习时保持完全静止的状态。除了胸部的呼吸动作之外，没有任何东西在移动。你可能会注意到某处感觉发痒或想要移动你的身体的某个部位，你可能会在某个地方感到一些不适，只是注意到这些欲望或不适，无论是吸烟还是吸毒的欲望，或是其他欲望，而不试图去满足或以任何方式改变它们。保持不动，注意你的身体，你的感觉、你的想法可能会要求你采取某些行动方式。还要注意，即使仍然存在这些欲望或不适，你只需观察这些现象，继续保持静止，只是感受身体内的感觉，而不做出反应。带着好奇的心情去体验它们，就好像你以前从未经历过它们一样。看着他们来，看着他们走。你不需要感觉或想任何具体的事情，保持安静，继续观察。现在，继续保持静止几分钟。如果有什么事情分散了你的注意力，请注意它，让它存在，然后在停留时重新集中注意力到当下的感觉上来。

● 当你准备好了，慢慢将注意力转移到房间、你周围的声音和房间内外的声音。

● 现在，铃声将响起，当你听不到铃声了，可以慢慢地睁开眼睛。

讨论(10 分钟)：

邀请每位学员分享体验。

辅导老师：这是一个非常简单的练习，就是当我们有这些渴求，特别是我们想要吸烟或者吸毒的时候，会有一些想法，但是这种想法出现的时候，我们只是去感受它、观察它，继续保持安静，而不是做出相应的行为。这是一个非常简单的练习，请大家简单分享一下。

学员 1：吸毒、吸烟，开始真的没想法，后面会有点想法，在房间可以听到外面的声音，那时候我听到的是饭碗的声音，洗碗的声音和开水龙头的声音，前面说的吸毒、吸烟太短，没感觉了。

学员 2：我有种说不上来的感觉，一直都有点走神，但后面还是拉回来了。

辅导老师：嗯，没关系，因为它这个比较抽象，还记得我们之前那个疼痛的练习吧，大家第一次练的时候，是不是体验感不是很强，因为我没有带冰块。第二次把冰块拿过来的时候，体验感是不是就比较强了。现在渴求的体验感没有那么强，是因为现在大家在这里的特定环境（戒毒所）不容易有这些渴求，对于这种练习，知道当它出现的时候我们怎么去做就好。

学员 3：跟着老师念的引导语走，感觉大脑里好的思想和坏的思想在打架，打得来来回回的，我也不知道该怎么办。

学员 4：我觉得老师这个分享非常好，我去拿了，后来就有点后悔的感觉，当时心里也是很矛盾的，嗯，但是那种难受的感觉让我控制不住。

学员 5：我跟着老师的引导语走，跟着、跟着就在想两年来的第一支烟，那感觉让自己很舒服，然后又想到我的肺都被烟熏黑了，我突然有种再也不想吸烟的感觉。而且我觉得即使再有吸烟的想法，我也只会想，保持静止而不行动。

学员 6：我想到了各种各样好吃的，什么吸烟、吸毒统统没有了，感觉在美食的海洋里遨游，想到什么就吃什么。正念练习后，我学会了暂停，所有不健康、有害的事情，我感觉好像学会了思考，而不是冲动性去做一些让自己后悔的事情。

学员 7：我感觉到以前很难受的时候，但是我感觉到了就走，脑子里面就会走远，然后它们就开始来追我，我就一直跑。

学员 8：我一开始还是想的，但跟着老师引导语走就想到榴莲什么的，没什么其他感觉。

处理不支持者(5分钟)

个体需要谨慎对待生活中无益的“支持者”（不支持者/反对者），因为这些所谓的“支持者”可能会破坏个体在控制渴求和做出积极生活选择方面取得的进展。个体需要充分了解支持者和不支持者的特点，学习针对无益支持者的反应技巧。

当个体身边的人都从事成瘾行为时，个体通常会出于压力同样从事成瘾行为。这种压力可能直接来自身边的人，他们会说“可以喝一杯酒，或者抽根烟没关系”；也可能出于自己，自己想要身边的人陪伴，想要融入他们的圈子。

物质成瘾者会希望戒瘾个体重新开始使用物质，例如吸烟者遇到曾经一起吸烟的朋友正在戒烟，吸毒者发现自己的毒友戒毒了，会给对方递烟，邀请对方一起吸毒。其原因可能是，成功管理渴求和成瘾行为威胁到了他们。他们可能还没有准备好去面对自己的成瘾行为，而戒瘾个体再次使用成瘾物质会让他们认为使用成瘾物质这一行为变得合理。

个体的朋友或家人有时也会鼓励个体继续使用成瘾物质，因为他们担心如果个体停止使用成瘾物质会有负面后果。例如，戒烟者在最初的几天里通常会感到烦躁不安和易怒。尽管这只是暂时的，但家人可能会因为担心与易怒的人打交道而被伤害到，就让戒烟者抽根烟冷静一下。满足渴求从而避免摩擦，是极具吸引力的。

处于这些情况之中，制定一个管理计划非常重要。

对于直接鼓励个体寻求渴求，使用成瘾物质的人，有许多应对策略：

(1)直截了当地说“不，谢谢!”例如，如果有人给戒烟者递烟，戒烟者可以说：“不，谢谢，我不吸烟。”要自信而明确，并通过眼神交流来传达自己的立场。

(2)如果对方仍旧坚持，就重复同样的回应，并离开。个体不必解释自己，解释自己可能会变成陷阱：提出的理由可能会遭到对方的反驳，拒绝渴求就会变得更加困难。

(3)建议参与其他不会导致渴求的活动，寻求朋友的支持，或者完全离开这种环境。提前通过情境演练，练习应对这些情况的回应也会有所帮助。

对于其他阻碍个体克服渴求，戒除成瘾行为的不支持者，个体有以下的应对选择：

(1)离开有毒的环境或人际关系。

(2)改变自己可以改变的(比如自己对他人的说话方式或行为)，并接受自己改变后他人仍旧不会改变的事实。

(3)接受自己不能改变的，利用学到的技巧采取以价值观为导向的行动。

练习 26　想法之静坐冥想

练习说明：你是否尝试过在狭窄、车辙深的土路上驾驶汽车？你的轮胎似乎被磁力吸引到凹槽中，车子一次又一次地滑进去。尤其是在泥泞或湿滑的情况下，从这些凹槽中出来并回到水平地面似乎是不可能的。我们对消极想法的经历可能很相似。我们可以制造这种心理斗争，告诉自己，我应该思考 ABC，但我们却不断陷入消极的思维模式。我们想象一种情况可能出现的最坏结果，我们重提旧的对话，我们内心的批评者变得大声而令人讨厌，会感觉很难摆脱这种循环。重复的消极思维模式会直接导致不想要的或不愉快的情绪，导致焦虑、抑郁、压力、恐惧、无价值、低自尊，甚至有惊恐(恐慌)发作的可能。

偶尔产生消极想法是很正常的，这实际上是一种进化的生存机制。然而，持续的消极思维的特点是持续存在，而且我们很难摆脱焦虑、沉思或灾难性的空间。针对这种负性想法的正念练习，特别是随着练习时间的推移，可以对持续的消极想法产生很大的正面影响。

你可以根据需要经常进行此练习。每当负面情绪开始在你体内积聚时，就用这个过程来释放它们。练习时请注意呼吸和不做判断。

呼吸是每个人可以使用的最有价值的工具。这是一个自动的过程，很多人在生活中都没有意识到，将你的意识带入你的呼吸可以帮助你更好地了解自己。你的呼吸会通过深度和速率等特征告诉你当前的状态和健康状况。如果你陷入一连串的消极想法中，你的心率可能会加快，你的呼吸会变得更快更浅。

不带评判地观察，不评估或创造故事，这是阻止一连串负面想法失控的有效技巧。这项技能的第一部分是学习观察你的想法(思维停止的技术)。当你注意到负面想法时，告诉自己“停下来”，不带评判地观察心中正在发生的事情。你可能会观察到“我的大脑正在思考我刚刚对我的朋友说的话，那是愚蠢的”，也许这种想法会导致这样的想法：“我不够好”，“每个人都认为我很愚蠢”，或者你脑海中会产生其他想法。你观察到自己的一连串的消极想法时，尽力打断它，就像让失控的火车停在轨道上。

如果这些想法不断出现，那是正常的，没关系，所以不要对此做出判断，只需注意这一点，通过练习，可能会更容易停止一连串的想法。你可以通过创造新的想法来接受当下的事实，比如“现在脑海中浮现出关于未来的快速想法，这没关系”。这里没有判断，只有对头脑所想的观察。通过放慢思考速度并客观地观察它们，你还可以识别错误信念或非理性思维，并用更有用的想法取代它们。例如，如果你注意到大脑在想“我永远不会在这方面做得更好”之类的事情，你也许可以停下来，用“我会继续练习并努力进步”之类的想法来代替。第一个想法是不真实的，因为你不可能预测未来，但第二个想法是真实的，因为它表达了你不断变得更好的意图，这对那一刻的你来说是真实的。如果消极的想法特别令人痛苦，你可能会发现对自己重复这样的话会很有帮助：“这对我来说就是现在的情况，没关系。我不必相信来自这个恐慌之地的想法，因为它们很可能是不真实的。”通过这样做，你可以避免常见的认知扭曲，比如灾难化、相信你可以读懂别人的想法，或者你可以预测未来。通过这一点，你可以让大脑注意到当下正在做的事情，而不是以同样的螺旋式下降的方向产生更多的想法。

练习(10分钟)：

- 首先找到一个舒适的坐姿，可以坐在椅子上，如果你愿意，慢慢地闭上眼睛。带着平静、尊严和警觉，安静地坐在这里，脊背可以挺直，身体放松下来。花一点时间让自己意识到这一刻整个身体正处于这个房间里，觉察身体正坐在这儿的感觉，察觉坐在椅子上的感觉。
- 现在集中你的注意力，把注意力转移到你的呼吸上来。感受吸气、吐气的感觉，以及身体在吸入或吐出时的气息波动。不要希望会发生什么或者出现特定的状态或体验，只是在接下来的一小段时间里继续与这种呼吸的感觉共处。
- 现在让呼吸渐渐淡出，把你的注意力集中到你大脑中产生的各种想法上来，看看你能否切实地注意到大脑中产生的下一个想法并任其自然消失，紧接着是下一个想法，同样地任其消失，只是去注意它，不参与，不跟进。
- 你或许会想象，自己正坐在小溪边。现在花一点时间，在你的脑海里想象一下这条小溪。现在，当各种想法开始产生时，想象你正坐在小溪的岸边，这些想法就像水面上的一片片树叶，看着它们从你的面前飘过。当你意识到所出现的每个想法，就让它缓缓地飘过。这些想法可能是词语、画面或句子，有些想法或许内容丰富而沉重，有些想法则可能很简短、很平常、来得快也去得快。不论想法的形式如何，当下一个想法出现时，按照同样的做法，只是去观察它，然后让它飘走。你不必担心这种做法应当是个什么样子或者做法是否正确，只要注意到这些也是在小溪上漂流的想法就可以了。如果各种想法来得很快，你或许可以想象小溪带着浪花急速流淌。当各种想法平静了下来，就想象小溪的水流慢下来，平静地流淌。如果你发现自己迷失在某种想法或者走神了，你可以庆幸自己再次觉察到了这一点。如果可能，注意一下是什么想法转移了你的注意力，然后只要重新开始就可以了，把你的注意力重新拉回到观察想法上来。

● 如果你发现自己在跟着想法走，这种情形是经常发生的，一旦你注意到这些想法已经把你从当下的状态带走，就从溪流中走出来，把注意力拉回到坐在岸边进行观察上来。

● 你在此可以尝试一下给所出现的想法贴上标签。或许，这些是有关你自己、体验或你在本次练习中的表现所作出的评判，如果是这样，就给这些想法贴上“评判”的标签，让它过去；也许你会有一些回忆，如果是这样，就给它贴上“记忆”的标签；或者，脑子里会计划今天的课程结束后将要做的事或者将来你想要对别人说的话。脑子里往往会出现一些幻想，我们想象各种或许会发生或希望会发生的场景时，只要把这些想法视作评判、记忆、计划、幻想或者对你能发挥作用的任何标签，让这些想法过去。现在试着练习一下。如果没有想到任何标签，也没有关系。你或许可以使用“想法”这个标签，或者只要注意到没有想到标签就可以了，再继续观察，如果你发现自己迷失于所产生的某一种想法，注意到把你的注意力带走的这种想法是什么就可以了，然后缓缓地把自己拉回到观察练习上来。

● 现在，当你准备好时，缓缓地把你的觉察集中到这儿的房间、坐在椅子上的身体上来，觉察房间中同你在一起的其他人。

● 现在，铃声将响起，当你听不到铃声的时候，不要太着急，缓缓地睁开你的双眼。当房间及周围的人映入你的眼帘时，尽你所能，保持住这种觉察。

讨论(10分钟):

邀请每位学员分享体验。

学员1:因为吸毒,这个路程走过来会伤害身边的一些亲人,这一次我想了好几条不同的路,我想着带上自己,带着祝福和爱我的人去某个地方。后来,你就把我带到房间来了,我觉得我这个景象还没完,意犹未尽的。

学员2:老师的声音太温柔了,说着说着我感觉我的身体就好像不属于自己了,灵魂都要飘到天上去那种感觉,很放松。而且我想到了,我在溪边,把自己想得很美,像小时候一样,把脚伸进溪水里面泡着,水中的小鱼不停地在咬我的脚,感觉很痒。

学员3:我听着、听着睡着了,什么都没想,感觉特别平静。

学员4:想到自己出去了,在一直走,然后又被拉到房间里面,没有想得很远,就走回来了。我想了很多,特别是老师让把好奇心去探索自己的思想的时候,想了特别多,感觉我把人生从小到大的事情在脑海里面全部都过了一遍,然后又跟着老师的话将注意力从回忆里拉回来,这种体验,说不出来,很好。

学员5:感觉特别好,也跟着老师的话想了很多,我想到了把自己的脚放在水里,然后水面上的船也是自己做起来的,感觉就像小时候一样,在乡村的小河旁边无忧无虑的,很舒服。最后老师敲铃的时候,那个瞬间大脑就直接一片空白了,很久才回过神来。

学员6:我什么都没想,感觉快睡着了,脑袋空空的,就听着老师念引导语,然后时间很快就过去了,直到响铃,我就被拉了回来。

学员7:带上关心我的人,我这个吸毒的人,这个路程走过来伤害了很多身边的亲人,这一次我想着带上我自己,走一条正确的路。

学员8:跟着老师引导语走,我想到了自己在水上乐园里面,好多人,好热闹,我在里面玩得很开心,身体感觉很凉快,非常舒服,心情太愉悦了。

学员9:很舒服,很放松的感觉,一直在一种似睡非睡的状态,也想象出来了老师说的那个场景,想了很多以前的事情。

学员10:老师我感受到了,就是你让我跟着呼吸的时候我感觉有一道气，跟着我的呼吸一直在移动，我注意力全在上面，身体慢慢地就轻松起来了，整个感觉非常舒服。

学员11：感觉特别的放松，听到老师最后的一段引导语特别感动，我也希望自己之后可以一直这样快乐，充满希望，身体健康。

学员12：听着老师的声音我就感觉非常安心，现在跟着老师也能慢慢地感受到自己心理和身体的状态，我想到了如果当时没有犯错，作为一个普通人的话，我的生活和我身边的亲人，应该会是非常好的。

练习27　呼吸、声音与想法冥想

练习说明：这是一个综合的练习，但也是一个简单的练习。首先扎根于呼吸和身体的感觉，然后扩展意识至声音。然后，对声音产生和停止的注意力特征应用于观察头脑中的想法，提供观察空间和视角。

练习1（18分钟）：

● 找到你的冥想姿势开始冥想，舒适又直立，轻松，处于当下。你可以注意到你的身体，坐在这里，注意重量、动作和触摸，让你的注意力沉入你的身体，仿佛是从内心深处感受到的放松，然后探索这里什么对你来说是真实的。在这个时刻，让你的注意力轻轻地停留在你的呼吸上，你的呼吸是你的锚，这是你随时可以返回的焦点，这是你的大本营。因此，感受你呼吸的轻柔起伏，在你的腹部或胸部，或者鼻孔处。我们感觉到一次又一次的呼吸，一次又一次的呼吸，带着好奇心关注，关注此时此刻呼吸的感觉。

● 现在我们还可以将注意力转向各种其他体验，当它们占据主导地位或者很明显时，当它们变得比呼吸本身更重要时，你可能会注意到外面的声音，在你的房间内、你的家外，你可能会注意到声音分散了你的注意力，这样你就可以听到声音，放开呼吸，聆听声音，当它不再吸引你的注意力时，回到呼吸，如果身体感觉变强，变得占主导地位，将你的注意力从呼吸上移开。再次，放开呼吸，无须刻意呼吸或注意身体感觉，顺其自然就好，感受身体的感觉，感受一下，感知一下，注意它，发生了什么，它在增大还是缩小，增加还是减少，它是否会转变为其他东西。当它不再吸引你的注意力时，回到呼吸，简单的呼吸。如果当你坐着的时候，一种想法出现并且变得强烈而明显时，这可能是你关注的焦点，你可以把注意力集中在想法上。所以再次放开呼吸或者其他你正在关注的事情，并关注那种或那几种想法。具体来说，在你的身体里感受它，调查你的身体如何感受这种想法，你可能会注意到腹部有些紧绷或紧缩，也许你感觉胸部有一些震动或紧张，也许你感觉喉咙发紧，也许你感觉脸是温暖的。当我们出现某些想法时，我们的身体有各种各样的感觉需要注意，你可以给这种想法贴上标签，害怕、悲伤、刺激，不管是什么，标记它并感受你的身体正在发生什么。

● 当这些想法不再在你的脑海中出现时，或者有其他事情吸引了你的注意力时，或者已经停止了关注时，你可以去关注那些吸引你注意力的新事物，例如新的身体感觉或声音，或者你可以随时回到呼吸，回到你的大本营，回到你的锚。现在你或许有想法，这些想法或许变得明显，或许想法只是在背景中，这时只需和你的呼吸在一起。有时你会发现自己陷入了沉思，你可以用“思考”这个词，或者“流浪”，然后你的注意力又回到你的呼吸上。但如果一个想法是重复的，你可以开始给它贴上标签，“令人担忧、计划、回忆”。有时在给它们贴标签的过程中，它们就消失了，有时它们继续存在。如果这个想法继续存在，以重复的方式检查自己身体的感觉，看看是否有需要注意的身体感觉，让自己保持好奇心。产生的想法可能来来去去，如果感觉太多了，记得回到呼吸。当你做这个练习时，呼吸是你的锚，无论你的意识中发生了什么，无论是声音还是身体感觉，或者想法，或者情绪，你总能找到那个可以回去的地方。你可能还会注意到，如果你心里有一种态度或心情，比如不安或困倦的感觉，或者只是一般的喜欢或悲伤的感觉，注意这些心理状态是否影响了你的经历。现在，我们静静地坐在一起，记住将注意力主要集中在呼吸上，如果声音或身体感觉、情感、思想或明显的精神状态变得明显或占主导地位，放下感受呼吸，注意此刻发生什么。当它停止或不再吸引你的注意力时，回到呼吸，放松，保持好奇心，你正在带着好奇心和开放性探索自己的想法。我们现在会尝试一段时间安静一会儿。如果你发现自己陷入沉思，这不是问题，放松就好，注意你的想法，带着友善，让你的注意力回到此时此刻正在发生的事情上，你可能会发现你从一件事转移到另一件事了。

● 现在，注意你此时的姿势，注意你身体本来的样子，看看你是否可以注意到此刻你身体里存在的任何感觉，可能是沉重或轻盈、压力、重量，可能是颤动、麻刺痛、运动、温暖、凉爽，这些感受可以存在于你身体的任何位置，你所需要做的就是去注意它们，带着好奇心和兴趣去注意发生了什么。呼吸，当你呼吸时，你很放松，你只需要充分地感受和注意当下，现在释放身体的感觉，将你的注意力转向声音，室内的或室外的，可能会有各种各样的声音出现，响亮的声音，安静的声音，你也可以注意到这些声音之间的寂静。但是这些声音远远近近，注意它们的远远近近，我们大脑倾向于想要思考这些声音，想要开始编造一个关于声音的故事，或者我们对此有一个反应：我喜欢它，我不喜欢它。看看是否可以换一种方式，你可以只是简单地听这个声音，带着好奇心和兴趣去注意它，这些声音远远近近。现在再来一次，注意你的身体此刻是站着，或是坐着，或是躺着，注意任何感受到的身体感觉。

● 再呼吸一次，轻轻地呼吸。然后，感受当时的声音、身体感觉、思想、情感，再次回到你的呼吸，感受你的体验。我们放松并好奇地见证，我们的生活展现在我们面前，我们再安静一会儿。

● 再一次，注意你的身体，感受你的体重、姿势、形状，然后为自己带来一些善意，祝愿自己一切顺利，尽你所能，欣赏自己，愿我快乐、安宁、自在，我可以安全并免受危险，愿我健康强壮，愿我安心，愿我们都幸福平安，安全且受保护，愿我们健康、强壮、安逸。

● 现在，铃声将响起，当你听不到铃声时，你可以慢慢地睁开双眼。

练习 2(10 分钟，供选择)：

● 现在，你坐在这里，将你的注意力集中在听力上。敞开心扉聆听声音的出现，或近或远。声音从前面、侧面、后面、上面或下面发出[安静]。

● 注意在声音出现时对其进行标记的任何倾向，或者判断你是否喜欢它们，注意到分心是多么容易发生，声音多么容易创造一个故事。如果你注意到这一点，回到声音本身，让它们保持本来的样子。如果你是第一次听到这样的声音，那么你听到的每个声音，对你来说都是新的。当我们带着正念关注当下的声音，发现自己有聆听如此多声音的能力，我们可能会感到非常惊奇和开心[安静]。

● 看看是否有可能真正听到声音的原始感觉，类型、响度、韵律等，以及声音中的声音[安静]。

● 有些声音很容易被其他更突出的声音掩盖，看看我们是否能在这些声音之中找到他们［暂停］。

● 还要注意声音之间是否有更安静的空间［安静］。

● 意识到声音产生的空间［安静］。

● 现在让声音消失在背景中，让你的意识集中在想法，也许会想到你现在正在做什么，或者你将要做什么。看看是否有担忧或焦虑、悲伤、快乐或中性的想法，看看是不是可以观察到所有这些。当他们来时，停留一段时间，然后离开［安静］。

● 没有必要试图以任何方式控制你的想法，让他们自己来来去去，就像你对声音所做的那样［暂停］。

● 当心中生起念头时，看到它们来来去去如云彩划过天空，你的心如天空，你的想法就像云，有时大，有时小，有时暗，有时亮［安静］。

● 无论有什么想法，看看是否有可能将它们视为正在发生的事件，在心中停留片刻，然后散去［安静］。

● 此外，也要意识到出现的任何情绪，看看是否有可能对这一切持开放态度，不管它是什么［暂停］。有时你可能会发现你的思绪或想法陷入了困境，不再观察你的想法和感受，而是迷失在其中。此时，让自己醒来，花点时间承认你头脑陷入了困境，然后重新开始更新你观察事件发生时心里的感受，停留一段时间，然后消散［安静］。

● 如果任何时候你的思绪反复被你的思维所创造的故事所吸引，记住，总是要回到呼吸以及身体的感觉，整个身体的感觉，把你的意识拉回到当下片刻。再次返回之前，如果你选择的话，请专注于思想的来来去去和感受［安静］。

● 在静坐的最后一会儿，集中注意力在呼吸上。记住，无论你身在何处，无论你经历什么，无论何时你发现你的头脑因一天中的事件而分散，呼吸总是有用的，可以滋养你，并帮助你回到当下，达到一种宁静与和平［安静］。

● 现在，铃声将响起，当你听不到铃声的时候，请你缓缓地睁开你的双眼。

讨论（10 分钟）：

邀请每个学员分享体验。

学员 1：这个练习的时间比较长，我感觉状态很好，能带着正念感受呼吸、各种声音和想法，能很好地进入状态。

学员2：我能从呼吸和身体的感觉，转到声音和周围环境，感觉很放松，一起跟着老师的引导语走。

学员3：我听着、听着好像睡着了，刚开始感受到呼吸和身体的感觉，后来听到空调的声音，然后就什么都没想了，可能真的睡着了。

学员4：我能感受到身体的各种感觉，感觉自己的脸真的是老师所说的，很温暖，但是也感觉到了一丝丝困倦，但是很放松的状态。

学员5：我感受到了身体的各种感觉，温暖的、刺痛的、凉爽的感觉都有，快要结束的时候，我听到老师的祝福语，感觉特别温暖。

学员6：我也是，我听到老师的祝福语时，真的有特别多的感触，我觉得自己未来一定要做一个健康的人，不再吸毒了，这样我也会更安宁。

学员7：我一直在跟着老师的引导语走，我很喜欢这种时间比较长的练习，身体很轻松，非常舒服。

学员8：我也是一直跟着老师引导语走，最后的祝福语，让我很感动，我觉得自己一定要学会欣赏自己，爱自己，只有远离毒品才能真正地肯定自我，真正地感受快乐和安宁。

学员9：很喜欢听老师的声音，感觉这次练习时间比较长，我还期待更长时间的练习，感觉整个人都进入状态，非常放松和舒适。

练习28　助眠冥想2

练习说明：充足的睡眠有助于治愈我们的身心，但由于多种原因，睡眠并不总是那么容易。很多失眠者面临的主要问题之一是害怕夜晚的到来，并且对试图让自己昏昏欲睡变得越来越焦虑，担心如果不睡觉，第二天就无法正常做事。这种思维过程会让人感到有压力、担心(通常是不必要的过度担心)，会对第二天的精神状态产生影响，这种循环会导致睡眠质量恶化。正念可以让我们更加了解自己的想法，能够释放这些焦虑而不是陷入其中，从而为良好睡眠奠定基础。通过日常练习增强我们的“思维肌肉”，帮助我们更好地识别导致失眠的负面想法并让它们过去。正念可以让大脑安静下来，正念练习可以帮助我们轻松入睡并保持更深的睡眠状态。助眠冥想练习的建议如下：

(1)每天冥想。白天保持规律的正念冥想练习将帮助晚上睡得更好、更久。然而，它并不是万能的。如果你是那种凌晨3点起床的人，每天的正念练习可能不会立即改变这一点。在这种情况下，你可以尝试在床上进行身体扫描，以放松体内可能存在的紧张情绪。

(2)不一定总要躺在床上练习，也可下床练习。如果仍然无法入睡，你可以进行正念练习，但要起床到其他地方进行。在床上保持清醒超过20分钟会产生一种联想，认为床除了睡觉之外还可以进行其他活动。练习的重点不是在练习过程中睡着，而是在练习结束后回到床上时入睡。

(3)不要依赖手机和那些无处不在的睡眠应用程序，很多人用它们作为镇静剂，但这并不理想。我们不应该依赖任何东西而入睡。

(4)尽量不要强迫自己。当我们在凌晨难以入睡时，试着放弃挣扎。每个失眠症患者都知道，我们越是躺在那里试图让自己入睡，它就越不会发生。注意我们对无法入睡的担忧，注意我们嘈杂的头脑，并想象它们从我们身边飘过。当我们接受自己有时候睡不好，无须强迫入睡的情况时，反而会更容易入睡。

练习(20分钟)：

● 这是可以帮助你入睡的冥想练习，当你做冥想时，你可能会发现自己正在昏昏欲睡，你可能会自然而然地让冥想练习结束而进入睡眠状态。

● 如果你注意到自己有一些想法，例如出现一些担心或担忧，这些担心的想法会将你的注意力从冥想中移开，这是正常的，试着重新将你的注意力回到身体扫描。

● 如果可能的话，轻轻放下这些想法，只感受此时此刻身体的感觉，扫描身体任何有明显感觉的部位，例如：颤动、麻刺感、沉重感、压力、运动、热量、凉爽，注意到这些感觉，不需要试图去改变它们，或者让它们不一样，只需带着好奇和开放的心将注意力带到当下。

● 如果你发现自己开始思考这种感觉，或者想别的事情时，试着将注意力拉回到身体当下的感觉。现在，我们开始冥想，把注意力带到我们头顶的感觉，只需将注意力集中在头顶，并注意自己感受到什么了，你可能会注意到一些颤动或压力。然后，把注意力带到你的头骨，因为它与床或枕头接触，可能会存在压力感，感受它的重量，你可能还会注意到一些其他的感觉。只是对这些感觉充满好奇，去感受它们。有时，当你感受到某一种感觉时，可能会有一些紧张，如果可以的话，把它轻轻放下，如果不行的话，只需简单地去注意你现在感受到什么了。

● 现在，把注意力带到你的脸部，你的额头，再到你的眼睛和鼻子。继续，把注意力带到你的脸颊和嘴巴，可能有微微刺痛的感觉、温度的感觉、紧张的感觉，让这一切都待在那里，可以对你的这些体验感到好奇。然后，开始注意你喉咙和脖子的感觉，并注意现在你可以感受到的任何东西。

● 现在，感受你的肩膀部位。任何时候如果你注意到紧张感，你可以轻轻地呼吸，指引着呼吸到那个部位，让它变得柔软。如果依然感到紧张，那就继续进行身体扫描。此刻，察觉你左肩的感觉，将你的注意力带到那里，然后将注意力往下移到胳膊，注意任何的颤动、麻刺感、热量、凉爽、压力和运动感。同样，将注意力带到肘部，再到下臂，然后是你的手。在你的手部常常会有相当多的感觉，注意手背、手掌和手指头，对此时此刻的感觉保持好奇和开放。同样，让你的双手变得柔软且放松。

● 现在，将你的注意力带到你的右肩，再一次感受此刻可能的任何感觉，然后开始往下到你的右臂，感觉颤动、麻刺痛、运动感，注意到你的肘部，你的前臂，然后同样注意你的手和手指头。在我们的手和手指头里会存在有大量感觉。但是，如果在任何时候都没有感觉，那就只是注意到感觉的缺失。现在，让你的注意力返回到肩膀的顶部，到你的背部，注意到肩膀部分变得柔软。

● 继续呼吸，开始将你的注意力从背部往下走，你可以画“Z”形，穿过你的背部，或者在你头脑中做一个“上下”的动作，有时我们的背部会有强烈的感觉，接触到床的感觉，压力、重量，有时根本没什么感觉，不管你体验到什么感觉，或者没有感觉，你都保持开放和好奇的心。无论如何，都善待自己。继续注意到你的背部上方，再到你的背部中间，再注意到你背部下方的感觉。确保继续正常速度的呼吸，如果你在这样做的时候突然出现一些想法，如着急、担忧，试着随它任它，让它们像飘浮在天空中的云朵，在你的脑海中移动，但不要把它们放在心上，如果可以的话，只是随它们去或者至少回到引导语和本次身体扫描中。

● 现在将你的注意力带到你的胸部顶端，并且让你自己轻轻地扫描你的胸部，往下到胸部下部，进入腹部，让你的腹部变得柔软，呼吸得更深一些，如果哪里感受到紧张，引导呼吸到那个部位，让它变得柔软和放松。现在，你能注意到你的骨盆，整个骨盆部位，你的身体连接床铺的地方，感受此时此刻任何的感觉，现在轻轻地将你的注意力带到你的左臀，我们将注意力往下到腿，注意大腿的感觉，将你的注意力轻轻地环绕在腿部，注意到对你来说任何好奇的东西。不要忘记正常速度的呼吸，带着这份友好和好奇心到你的腿部，然后到你的膝盖，然后到左小腿，感受当下的所有，颤动、麻刺痛、热量、发痒、温暖、凉爽、重量感，不管是什么，让它保持原样。注意你的左脚踝，左脚背，以及左侧脚趾头。在你的左脚上可能会有相当多的感觉，也可能没有感觉，注意到这里的任何感觉。

● 现在回到你的右臀上部，注意到右臀的感觉，再一次将你的注意力往下到你的右大腿，感受当下。你可以圈住你的注意力，或者以任何其他对你有意义的方式注意它，感觉颤动、麻刺痛、热量、重量感、运动感，接着到你的膝盖，往下到你的腿部，你的右小腿，感受此刻的感觉，扫描你的身体，然后往下到你的右脚踝，右脚背，以及右侧脚趾头。

● 现在你已经扫描了你的身体，欢迎你重新开始，再全身扫描一次，或者用你自己的方式继续。这次如果你希望，也可以从脚开始，通过你的身体往上，直到头顶，自由地上下扫描你的身体，只要对你有帮助。祝你安睡，好梦。

讨论(10 分钟)：

邀请每位学员分享体验。

学员 1：我有这种放松、想睡的感受，好像睡得沉沉的，很舒服。

学员 2：就躺在这边，跟着老师的引导语，其他什么都不想，大脑感觉很放松，没一会就睡着了。

学员 3：睡得很好，感觉比晚上睡觉的时候更加好睡，更加放松。

学员 4：老师，我也不知道为什么，在这边用这个练习我感觉就是要比晚上睡觉的效果好很多，在这边醒过来感觉比早上睡完觉从床上起来的时候头脑要更加清醒，更加有精神。

学员 5：感觉自己脑子轻飘飘的，快飞到西伯利亚去了，响铃后被拉回来也感觉自己的大脑空空的，过了一会才缓过来。

学员 6：我睡得很快，睡了一觉感觉特别舒服。

学员7:我是昨天晚上没有睡好,所以刚才睡着了,而且睡得非常香,老师在念什么我都不知道了,后面响铃了我也就跟着醒过来了,这样睡一觉感觉自己就精神了。

学员8:比自己睡的感觉要好非常多,自己睡觉的时候东想西想的,在床上睡不着觉,跟着老师的话走我就不会乱想,很快就能入睡。

学员9:我倒是没有睡着,一直在听着老师的引导语,闭着眼睛在休息,想到其他的东西也很快能拉回来。

学员10:听到一半感觉朦朦胧胧的,可以听到老师在说话,但是具体内容就听不清。不过身体和大脑感觉都很放松、很舒服。

三、第七周课程讲义

想法只是想法

当我们脑子里充满杂念的时候,记得带着正念的态度,只是去感受它们,而不被它们带着走。想法只是在我们的脑海中闪过,没有必要特别注意它们。可以通过以下几种方式来处理反复出现的想法:①将注意力集中到身体上,你可能会注意到有一种情绪似乎在助长它的想法;②你可以计算想法,一个想法,两个想法……有时数数可以帮助我们不去理会这些想法,数呼吸也是一种有帮助的方法;③标记你的想法,例如"自我判断的想法",或者添加如"天空是蓝色的"之类的短语来表明某些想法;④有些想法出现的时候会让人很难受,培养关爱之心,我们要善待自己,爱自己,告诉自己:想法只是想法。

练　习

正念互动练习

这是我们在课堂上使用的实践描述,你可以根据自己的日常生活进行调整互动,可以课后在任何方便的时间继续聆听练习。

聆听者建议:

(1)将全部注意力集中在倾听的人身上。

(2)尝试偶尔与身体的感觉联系起来。可以安静地聆听,但同时有一定的身体意识。

(3)意识到你的身体反应和心理反应。

讲述者建议:

(1)尝试真诚地、发自内心地说话。

(2)尝试偶尔与身体的感觉联系起来。当我们说话时,我们很容易与自己的身体失去联系!

(3)有时,你可以用语言表达你所意识到的事情。

家庭作业

每日练习

(1)继续练习"呼吸冥想"和"身体扫描"。

(2)供选择:将正念带入你的生活,任何时候都可以练习。每天试图练习 30~40 分钟。

(3)供选择:注意自己在日常生活中是否出现渴求,以及相关想法,试着带着正念去观察或感受它们。

四、第七周 课程练习记录

正式练习

本周至少进行六次呼吸练习或身体扫描。不要期望从这种练习中感受到任何特别的东西。反之,试着不要对它有所期望,只是让你的经验成为你的经验。每次进行呼吸练习或身体扫描时,在下面的表格中做记录。在评论栏中,写几句话来提醒你对特定身体扫描的印象:出现了什么,感觉如何,你在身体感觉、情绪、想法等方面注意到了什么。重要的是练习后立即记录下来,因为时间久了很难清楚地回忆。请将正式练习记录在下面的正式练习日志中。

正式练习记录表

正式练习内容与时间	正式练习评论
例如：想法之静坐冥想，20 分钟。	我感觉自己做这个练习的时候，我的注意力都集中在各种想法上，以及身体的感受上。我能体验到某种想法出现的时候，身体某个部位会有紧张感，当我带着正念去觉察，随着每一次感受呼吸，这种想法会自己消失，练习后有一种从此不再被各种想法困扰了的感觉。
第 1 天	
第 2 天	
第 3 天	
第 4 天	
第 5 天	
第 6 天	
第 7 天	

非正式练习

非正式练习：这周的每一天，看看你是否可以将正念意识带入一些其他常规活动。例如，一些不好的想法时，记住带着正念去感受。每晚睡前，看看你是否能回忆起至少一个“简单的正念意识”例子，并将其记录在下面的非正式练习日志中。

非正式练习记录表

当时情况如何？你在哪里？和谁在一起？你在做什么？	在你决定正念体验之前，你注意到了什么想法和感觉？	当你有意识地做这件事时，你注意到了什么想法和感觉？	你从中学到了什么？	当你写下这些内容时，注意到了什么想法和感觉？
例如：担心的想法很多。	我感受到这种担心的想法，以及身体的感觉。	我感觉到了脑子里有很多担心的想法，身体感到紧张，我带着正念去感受它，告诉自己想法只是想法。	当这些想法出现时，我会将自己的注意力拉回到吸气与呼气的感觉上来。	感受到自己并没有那么多担心的想法了，原来带着正念去感受这种或这些想法，它会自然而然消退。
第 1 天				
第 2 天				
第 3 天				
第 4 天				
第 5 天				
第 6 天				
第 7 天				

第八周　长期应对渴求

人生的目的是成为一个有用的人，成为一个值得尊敬的人，成为一个富有同情心的人，让你的生活有所改变，从而让生活变得更美好。

The purpose of life is to be useful, to be honorable, to be compassionate, to have it make some difference that you have lived and lived well.

——拉尔夫·沃尔多·爱默生（Ralph Waldo Emerson）

你是否曾质疑过生命的意义？什么是生命的意义？这是一个值得讨论的问题。思考这样的问题可以帮助我们获得更多的洞察力、鼓励和动力，帮助我们长期应对渴求，保持不再沾染毒品或烟酒。寻找生活的意义并不是一件困难的事情，但这比过着毒品麻痹自己的生活更需要付出努力。

人们常说“三思而后行”，三思即思危、思退、思变，这是一种行动前的准备，也是长期预防复吸的一种重要的思维模式。需要考虑复吸有什么危险，复吸之后的结果会怎么样，考虑复吸后将来会有哪些变化。

“我很高兴也很感激我能尝试正念练习这种很有帮助的方法。我仍记得曾经与毒瘾（渴求）斗争的感受，仍记得那种挣扎感与吸毒后的懊恼感。正念练习后，我对生活有了全新的看法。我现在知道什么对我来说才是重要的，我想要我的生活朝着怎样的目标与方向走。我可以设置目标，当障碍出现时我能够识别它们，我愿意并可以专注于我的行动。我认识到我能控制什么和不能控制什么，我能改变的是哪些，不能改变的是哪些；我认识到我的渴求和所有的感受或想法都并不能决定我是谁或我做什么。我很清楚我是谁，我可以对自己和别人富有同情心。我有时确实会陷入自动导航模式，但我能够回到当下，并重新调整我的行动方向。我有了新的人际关系和爱好，我感受到自由、爱、真实，我感觉到生活变得美好且有意义。”

一、第八周课程准备

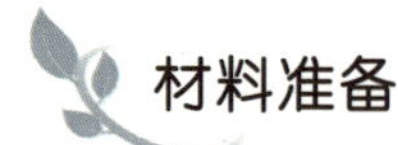

材料准备

(1)第八周课程内容提纲；
(2)第八周讲义；
(3)练习记录——正式练习；
(4)练习记录——非正式练习；
(5)写字板与笔；
(6)钟表；
(7)铃铛；
(8)练习音频。

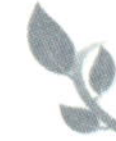

课程安排(2 小时/120 分钟)

(1)正念之长途旅程(5 分钟)；
(2)记录有价值的新生活故事(5 分钟)；
(3)回顾练习(30 分钟)；
(4)选择有价值的行动 (5 分钟)；
(5)制定长期目标(10 分钟)；
(6)坚持回顾练习(55 分钟)；
(7)结业小组讨论与分享(10 分钟)；
(8)总结与展望。

二、第八周课程简介

正念之长途旅程(5分钟)

在踏上以价值观为导向的生活旅程时，为了一直持续前行，个体必须不断选择与所关心、重视的事物相一致的行为方式。在以价值观为导向的生活旅程中，真正重要的是在过程中积累的经验，而非必然达到最终目的地。这也是本书鼓励采纳的生活态度：在有价值的人生旅途中，品味沿途的每一刻。

跑步者通常会说，他们需要跑两到三千米才能开始感受到在身体中流淌的快乐和兴奋。这表明，在开始享受益处之前，他们必须克服最初两三千米的不适和身体挑战。这与吃巧克力、喝饮料或吸烟后立即获得的满足感不同，这些享受无须努力或等待。但通常，生活中最重要、最有价值的事物需要时间和坚持来实现。坚持意味着在面对困难时选择继续前进。在面对不适时，将坚持视为一种行为，当试图放弃时，选择坚持。之所以坚持，是因为有自己关心的东西，有自己重视的生活方式。

记录有价值的新生活故事(5分钟)

价值观是个体行动的指南针，它可以帮助个体在以价值为导向的生活道路上一直前行。

亲情方面：________________________________

生活方面：________________________________

事业方面：________________________________

回顾练习(30分钟)

练习1：正念呼吸冥想(5分钟)；

练习4：渴求反应之正念冥想1(5分钟)；

练习11：天空冥想(10分钟)；

练习15：聆听冥想(10分钟)。

选择有价值的行动(5分钟)

选择有价值的行为,每个人列出一些自己认为有价值的行为,可参考第六周课程的清单例子。实际安排这些活动非常重要,因为它们符合你价值观的目标。当你戒除成瘾行为时,这些坚定的行动将有助于替代成瘾行为。

请学员列出清单例子,并标出哪些是比较容易做到的,从更容易做到的健康行为开始。

制定长期目标(10分钟)

1. 新的开始

个体需依据价值观选择一个新的开始。他们应确定符合自己价值观的目标,踏上以价值观为导向的生活之旅,并时常检测以确保自己不偏离这一方向。在不同的生活领域(如家庭、友谊、工作等)中,个体可以选择不同的价值观路径,并为达到每个生活领域的目标制定具体方法。例如,在健康领域,可行的方法可能包括“每天至少做一顿健康的饭菜”和“每周去上一次舞蹈课”。因为每种方法在不同个体间的有效性可能存在差异,个体需要灵活地根据具体情况调整这些方法,找到最适合自己的方式。

2. 冲突

以价值观为导向的旅途中一定会遇到困难和“破坏者”,它们会试图让个体偏离正轨,去做与自己的价值观不符的事情。这些“破坏者”十分常见,例如,“我太软弱了”先生,“我是个失败者”女士,“喝一杯/抽一根/甜一点都没关系”博士,“我无法忍受这种感觉”夫人,还有“纵欲怪兽”等。

个体可以找到自己的破坏者并给它们起名字。至少寻找五个破坏者,确保至少有一个代表思想、情感、感觉、记忆、渴求,并将它们融入个体自己的故事中,赋予它们个性和特征。例如,一位正在管理体重的女性给她一个破坏者起名为“渴望巧克力的大头钉”,这是一个衣着光鲜、长相英俊、善于言辞,魅力十足的家伙。“渴望巧克力的大头钉”会在这位女性最累的时候出现。这位女性另一个破坏者是“饥饿巨人”,这是一个高高胖胖，有点可爱，和祖母一般大的巨人。“饥饿巨人”会不断提醒她饥饿的感觉和暗示，鼓励她吃东西。通过这种有趣的方式和破坏者相处，有助于改变个体的视角，更好地管理这些破坏者。

接下来，个体需要思考一下自己是如何应对这些破坏者的，尤其注意那些自己屈服于破坏者，选择短期解脱而牺牲长期价值观的逃避行为。探索这对自己的人生道路有何影响？自己是如何不断偏离人生道路，甚至走上以价值观为导向的生活道路之外的道路的？

最后，探索破坏者的意图。个体需思考一下这些破坏者是否真的要对付自己。前文所提到的“渴望巧克力的大头钉”和“饥饿巨人”是真的想伤这位女性吗？这些破坏者（想法、感受、身体感觉）可能是善意的，是想帮助或保护主人公，只是它们存在误导。也许“渴望巧克力的大头钉”只是在用她所知道的唯一方法为这位女性提供支持，使其感觉良好；也许“饥饿巨人”只是想让这位女性吃饱，不想让她挨饿。

实际上，这些破坏的本意可能是好的，但问题在于，当个体的生活改变时，这些破坏者就跟不上了。当个体努力过上健康的生活时，听从需要吸毒、酗酒或吸烟的错误感觉会适得其反。一味安抚破坏者会让个体感到空虚，这就好比个体想在墙上挂一幅新画，而大脑递给个体的不是锤子，而是一根钓鱼竿。鱼竿是一个伟大而有用的工具，但它是用来钓鱼的，而不是用来挂画的。破坏者也是如此，它们的本意是好的，但它们提供的工具并不是个体在以价值观为导向的生活道路上前行所需要的。

3. 决心和毅力

在明白破坏者的意图是善意的，只是存在误导后，个体就可以停止与破坏者争斗，并改变与它们互动的方式，对这些破坏者施以仁慈、同情和认可。个体可以让破坏者陪伴自己踏上有价值的生活旅程。这就好比英雄带着一台收音机，有时，这个收音机是一个很好的伙伴，播放主人公喜欢听的音乐；有时，这个收音机会播放烦人的广告。这里的关键在于，主人公可以选择在他的旅程，是否继续带上这个收音机（破坏者）和它所播放的任何内容。回顾学过的所有技能，并利用它们来改变自己与破坏者相处的方式，同时在自己以价值观为导向的生活之旅中不断进步。

虽然破坏者一开始看起来非常可怕，但在改变与它们相处的方式后，破坏者可能不再那么可怕了。可以参考《绿野仙踪》里的故事：一个勇敢、善良的美国小姑娘多萝西，她住在大草原上，有一天被龙卷风卷到奥兹国，那是一个奇异的、炫丽多彩的地方。面对这片神奇的热土，多萝西只想回到自己的家乡。好心的女巫指点她到翡翠城找大术士帮忙送她回家。她先后遇到了没有脑子的稻草人、没有爱心的铁皮人和胆小的狮子。他们都有各自的心愿：稻草人渴望得到脑子，成为一个聪明智慧的人；铁皮人想得到一颗心，可以去感受世间情爱和幸福；胆小的狮子渴望得到胆量和气势，想要具有百兽之王的气魄和勇敢。多萝西起初害怕狮子、稻草人和铁皮人，但她还是邀请他们一起踏上寻找绿野仙踪的旅程。多萝西一路上和这些伙伴成了朋友，在旅途中越来越喜欢他们，因为他们互相帮助、彼此依靠、团结友爱、齐心协力，几经周折、历经千辛万苦终于如愿以偿地完成了各自的心愿，多萝西也最终回到了家乡。

破坏者的出现是个体锻炼技能和成长的机会，个体可以以善意和同情的态度承认破坏者的努力，让它施展自己的魅力，但选择自己想要的行为方式，继续自己以价值观为导向的生活之旅。

4. 制定长期目标，保留所学的应对策略

本书只是个体人生旅途的开始，前方还有很多路要走。在通往更健康的生活道路上，思考一下自己想要继续完成的事情会对个体有所帮助。个体应对未来计划进行思考，考虑自己的长期目标规划，列举尚待实现的目标以及可能出现的障碍。明确自己的价值观、目标、实现这些目标的策略以及克服任何障碍的策略，可以帮助个体长期开展坚定的行动，更好地控制渴求。

坚持回顾练习（55 分钟）

回顾练习 7：STOP 练习（5 分钟）；

回顾练习 9：分离渴求（10 分钟）；

回顾练习 20：关爱冥想（10 分钟）；

回顾练习 22：负性情绪冥想（10 分钟）；

回顾练习 24：助眠冥想（10 分钟）；

回顾练习 26：想法之静坐冥想（10 分钟）。

结业小组讨论与分享（10分钟）

课程回顾：______

学员分享：______

总结与展望

课程总结：______

未来展望：______

三、第八周课程讲义

生活中的正念

在八周的课程中，我们学会通过正念练习来应对渴求，管理慢性疼痛，处理负性情绪，更好地关爱自己与他人，选择有价值的生活。当我们学会将正念融入日常生活时，它会变得非常有趣。请记住，正念意味着活在当下。如果你可以坐在椅子上做这件事，那么为什么不在外出购物、喝茶、吃饭、带娃、工作或与朋友聊天时也带着正念呢？这些都是应用正念，保持觉知的机会。当自己走神的时候，不要试图阻止想法和感受，而是学会拉回对身体的感受，让那些想法来来去去。如果你确实发现自己突然陷入沉思，完全没有问题，只需将你的注意力带回到身体感觉以及你正在做的事情上即可。

练　习

继续练习

关于继续练习的温馨提醒：

- 你通常不会一开始自己练习就感觉很完美。
- 一旦你不再获得他人的支持，请尝试保持日常练习的一致性，如每天晚上睡前练习。
- 相比于每周上课时的练习，自己继续做会比较难，所以接下来的几周坚持练习很重要。

- 如果你没有时间进行正式练习，请进行非正式练习。
- 不要指望你的正念一开始就能经受住大风暴，能天天保持练习。当你错过某一天时，记得始终对自己保持宽容的态度。
- 正念是一种练习，它会随着时间的推移而发展。

家庭作业

坚持练习

继续保持练习。

四、第八周练习记录

正式练习

本周至少进行六次呼吸练习或身体扫描。不要期望从这种练习中感受到任何特别的东西。反之，试着不要对它有所期望，只是让你的经验成为你的经验。每次进行呼吸练习或身体扫描时，在下面的表格中做记录。在评论栏中，写几句话来提醒你对特定身体扫描的印象：出现了什么，感觉如何，你在身体感觉、情绪、想法等方面注意到了什么。重要的是练习后立即记录下来，因为时间久了很难清楚地回忆。请将正式练习记录在下面的正式练习日志中。

正式练习记录表

正式练习内容与时间	正式练习评论
第 1 天	
第 2 天	

续表

正式练习内容与时间	正式练习评论
第 3 天	
第 4 天	
第 5 天	
第 6 天	
第 7 天	

非正式练习

非正式练习：这周的每一天，看看你是否可以将正念意识带入一些其他常规活动。例如，心情不好时，记得带着正念去感受。每晚睡前，尝试回忆至少一个“简单的正念意识”例子，并将其记录在下面的非正式练习日志中。

非正式练习记录表

当时如何？你在哪里？和谁在一起？你在做什么？	在你决定正念体验之前，你注意到了什么想法和感觉？	当你有意识地做这件事时，你注意到了什么想法和感觉？	你从中学到了什么？	当你写下这些内容时，注意到了什么想法和感觉？

续表

第 1 天				
第 2 天				
第 3 天				
第 4 天				
第 5 天				
第 6 天				
第 7 天				

第二部分　正念戒毒八周干预的临床研究

临床研究1　正念戒毒八周干预的随机对照试验*

一、临床研究背景

临床研究发现正念干预可以降低渴求。正念干预的长期疗效优于常规治疗，甚至优于基于认知行为疗法(CBT)的标准防复吸干预。正念练习可以直接针对渴求(想要)，并假设这种渴求会导致大多数不健康的行为和思维模式(对吸毒者而言，主要是吸毒的想法和吸毒行为)。当出现线索诱导刺激吸毒渴求时，渴求被激活，接着出现寻求吸毒的行为，然后吸毒，渴求暂时得到缓解。在这个循环中，正念练习可以直接针对渴求本身，通过正念练习来代替吸毒行为，帮助降低渴求。

考虑到我国尚无本土化出版的靶向毒品渴求的心理治疗理论与临床实践指南。本套基于认知行为理论的正念干预实践指南，提供一站式的结构化、可操作性强、具有循证依据的正念练习技能，期望它指导医务人

* 此内容为廖艳辉主持的国家自然基金区域创新发展联合基金重点支持项目“基于多模态神经影像和多组学联合技术的药物成瘾及复吸机制研究”(U22A2030)中临床干预实验的部分研究结果。

员、心理治疗师或社工等更好地帮助广大戒毒者走出毒品的困境，重新敲开幸福之门。本研究以靶向毒品渴求为核心，以预防复吸为目的，旨在引导人们通过正念练习，识别非理性观念，制定具体行动计划，有效应对渴求与负性情绪等，从而达到有效减少复吸、提高心理健康水平的目的。最后，通过随机对照试验(RCT)，验证了该方法在戒毒人群中的疗效。

整个正念戒毒的主要内容集中在感受当下的渴求和情感反应(压抑、焦虑、悲伤、生气等)，不加批判地接受这种反应和变化，这部分内容会贯穿整个干预过程。正念戒毒干预每周一次，每次两小时，中间休息10分钟左右。从第二次干预开始，每次干预开始时会回顾前面一次干预的内容和回家练习的情况。

二、临床研究方案

本研究应用基于靶向渴求正念疗法治疗物质使用障碍，从多角度检验基于靶向渴求正念干预的有效性。研究内容分为以下相互联系的两个方面：探索药物成瘾的复吸阶段特征，收集干预组和对照组物质成瘾患者的人口学特征、临床特征、认知功能、社会心理因素等信息；验证正念心理疗法的疗效，对入组的物质成瘾患者，基于成瘾过程中不同阶段个体需求和靶向渴求等成瘾核心特征，将正念干预(MBI)融入传统CBT，完成为期8周的治疗，使用临床指标和认知实验验证干预方法的疗效。

(一)实验研究对象

物质使用障碍组的纳入标准：(1)符合DSM-5物质使用障碍的诊断标准；(2)使用对应的成瘾物质的时间不少于1年；(3)进行磁共振扫描前禁用成瘾物质至少48小时；(4)汉族，初中或以上教育程度，年龄18～45岁；(5)知情并同意参加本研究，并经伦理委员会的同意。

物质使用障碍组的排除标准：(1)吸毒前有精神疾病史；(2)其他物质使用障碍(尼古丁除外)；(3)脑器质性疾病，颅脑损伤史，昏迷史；(4)两系三代内有符合DSM-5诊断标准的精神障碍者；(5)内分泌疾病史，经检查血象、心、肝、肾功能异常者；(6)智力受损者；(7)妊娠期和哺乳妇女；(8)MRI扫描禁忌症。

健康对照组的纳入标准：(1)无成瘾物质使用史（尼古丁除外）；(2)汉族，初中或以上教育程度，年龄 18～45 岁；(3)知情并同意参加本研究，并经伦理委员会的同意。

健康对照组的排除标准同物质使用障碍组。健康对照组只在认知实验中应用。

（二）实验环境和器材

认知实验（区域分割任务）程序的编写和刺激的呈现均采用 PsychoPy v 1.6。显示器屏幕背景为白色（RGB 为 255，255，255），分辨率为 1920×1080 像素，刷新率为 100Hz。实验过程中，被试眼睛距离屏幕约 60cm。

（三）临床评估变量

一般情况与成瘾相关临床特征：通过自制的一般情况调查表采集受试者的个人基本信息、吸毒史、家族史等一般情况，通过自制的时间追踪回顾表（TLFB）评估成瘾物质使用情况；采用成瘾行为严重度指数表（ASI）评估成瘾程度；采用视觉模拟量表（VAS）测量渴求程度；采用 Barratt 冲动性量表、行为抑制/激活系统量表（BIS/BAS）评估冲动行为；采用改变准备阶段及治疗迫切性量表（SOCRATES-8D）评估治疗动机；采用重复性神经心理测查系统（RBANS）测量认知功能；采用艾森克人格问卷（EPQ）评估人格特征。

情绪、压力与睡眠：采用患者健康问卷抑郁量表（PHQ-9）、广泛性焦虑障碍量表（GAD-7）评估焦虑、抑郁情绪；采用自我效能量表（GSES）评估自我效能；采用感知压力量表（PSS）评估压力水平；采用世界卫生组织生存质量测量简表（WHOQOL-BREF）评估生存质量；采用匹兹堡睡眠质量指数量表（PSQI）评定睡眠情况。

社会心理因素：采用生活事件量表（LES）、Wheatley 应激量表和儿童期创伤问卷（CTQ-SF）详细了解负性生活事件、应激因素、童年家庭和社会环境；采用社会支持量表（SSRS）评估面对应激性生活事件时获得社会支持的情况。

所有问卷内容均以纸质呈现。

实验使用区域分割范式(测量阈下物理认知),分为4种条件,如图8所示,分别代表红色敏感性、绿色敏感性、狭高形状敏感性和扁平形状敏感性。具体流程如图9所示。首先,屏幕正中央出现"+"注视点,持续时长500ms;随后,呈现6×6的刺激矩阵,呈现时长200ms;接着,呈现200ms的遮掩(不同的"颜色—形状"联结,均匀平铺于整个屏幕区域);然后,呈现空屏,要求被试者在2s的时间窗内判断区域的边界是"水平"或"竖直",并点击键盘的"left"键或"up"键做出反应;最后,出现反馈信息,即"正确"或"错误"或"无反应",反馈信息持续1s后开始下一个试次。每种条件包含100个试次,每100个试次休息一次(约3分钟),每位被试者需完成400个试次,实验总时长约为30分钟。实验时长约为30分钟。本实验选用的实验材料是"颜色—形状"联结客体。

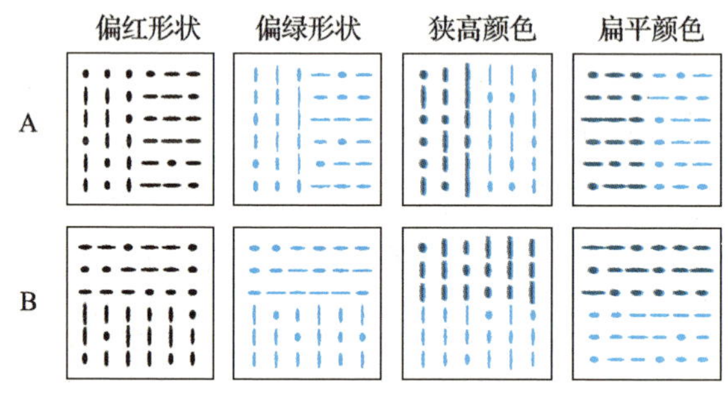

图8　四种条件的示例刺激

注解:四列分别代表偏红形状、偏绿形状、狭高颜色和扁平颜色,对应四种实验条件;A显示竖直边界,B显示水平边界。

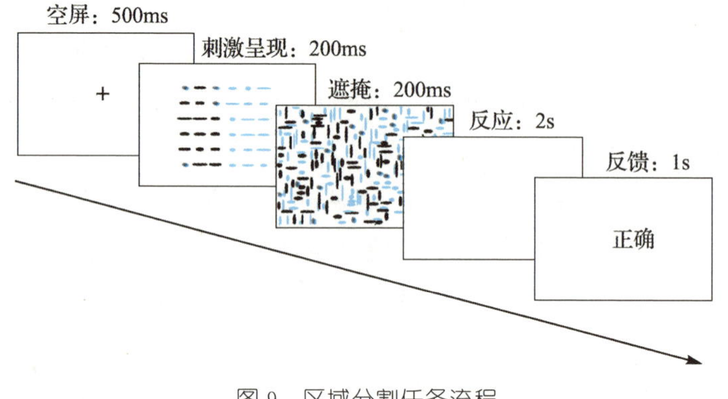

图9　区域分割任务流程

整个正念戒毒的主要内容集中在感受当下的渴求和情感反应(压抑、焦虑、悲伤、生气等),不加批判地接受这种反应和变化,这部分内容会贯穿整个干预过程。

(四)实验程序

靶向渴求的正念戒毒干预每周一次,每次两小时,中间休息10分钟左右。从第二次干预开始,每次干预开始时会回顾前面一次干预的内容和回家练习的情况。正念治疗全程遵循结构化正规程序,由精神科医生进行。

临床变量的评估节点具体为基线(干预前)、干预2周后和干预8周后,所有临床变量量表以纸质形式呈现,在相关研究人员阐述清楚题目内容后,由12名干预组被试者完成;行为实验(区域分割任务)的实施节点有两个,即干预前和干预8周后。此外,另有12例物质使用障碍(SUD,吸毒者)女性患者作为控制组同样完成临床评估和认知实验,24名匹配基本信息(年龄和学历)的健康被试者,在等同实验条件下完成临床评估和行为实验,以探究成瘾人群组和健康人群组(HC)在临床变量和阈下物理认知上的差异,该研究获得所有参与者的知情同意,并且通过浙江大学附属邵逸夫医院伦理委员会审核。

三、临床研究结果

(一)改善渴求相关情绪

以PHQ评分为指标进行分析,结果显示,干预组MBI干预2周后和8周后的配对t检验显示PHQ(抑郁)有显著差异,$t(11)=3.147$,$p=0.009$。干预组MBI干预8周后的PHQ显著低于MBI干预2周后。干预组MBI前和MBI干预8周后测量的配对t检验显示,PHQ有显著差异,$t(11)=3.691$,$p=0.004$,MBI干预8周后PHQ显著低于MBI干预前。此外,MBI干预8周后,干预组的PHQ显著低于控制组,$t(11)=-2.841$,$p=0.016$,具体如图10所示。这些结果表明,针对渴求的正念干预疗法总体上是有效的,并有助于SUD减少抑郁,而其有效程度取决于是否持续练习。

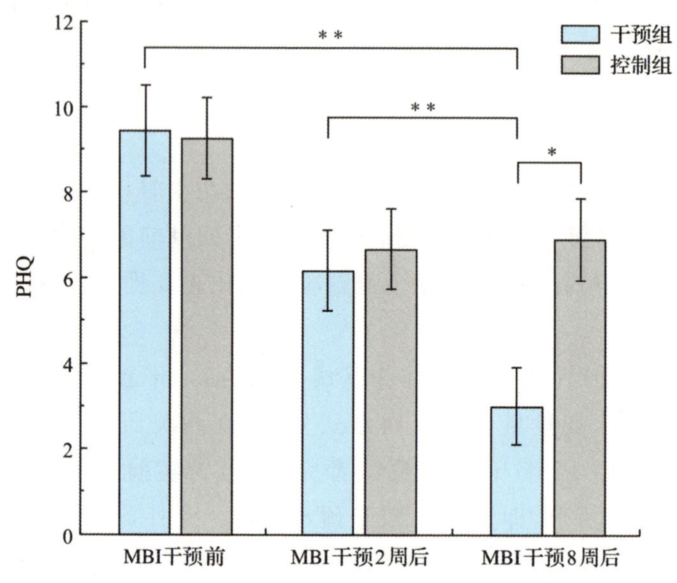

图 10　干预组和控制组的 PHQ 评分

注：直方图误差条代表该条件下平均值的标准误差。＊＊＊表示 $p<0.001$，＊＊表示 $p<0.01$，＊表示 $p<0.05$，下同。

以 BAI 评分为指标进行分析，结果显示，干预组 MBI 干预 2 周后和 MBI 干预 8 周后测量 BAI 值的差异显著，$t(11)=6.429$，$p<0.001$，干预组 MBI 干预 8 周后的 BAI 显著低于 MBI 干预 2 周后；干预组 MBI 后的 BAI 显著低于 MBI 干预前。此外，MBI 后，干预组的 BAI 显著低于控制组，$t(11)=2.057$，$p=0.044$，具体如图 11 所示。这些结果表明，针对渴求的 MBI 通常可以有效减少焦虑，其效果的大小取决于是否持续练习。

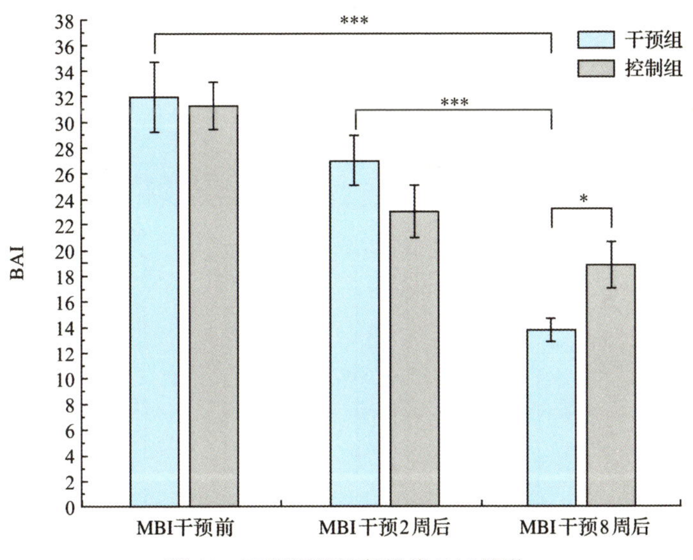

图 11　干预组和控制组的 BAI 评分

(二)改善认知功能

以行为实验(区域分割任务)的正确率(CR)为指标,结果显示,MBI 干预 8 周后 CR 显著大于 MBI 前,与 HC 无显著性差异,如图 12 所示;红色敏感条件的 CR 显著大于绿色敏感条件、狭高敏感条件和扁平敏感条件,如图 13 所示。另外,MBI 干预前,干预组在 MBI 干预 2 周后和干预 8 周后的 2 次测量的 CR 无显著性,$F(1,11)=0.864$,$p=0.373$,而 MBI 干预 8 周后,干预组的 CR 显著高于控制组,$F(1,11)=7.538$,$p=0.019$,如图 14 所示。

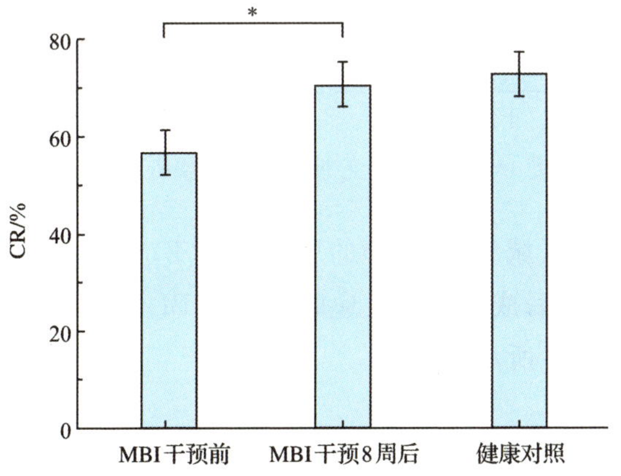

图 12　干预组(2 次测量)和健康对照组(HC)的正确率

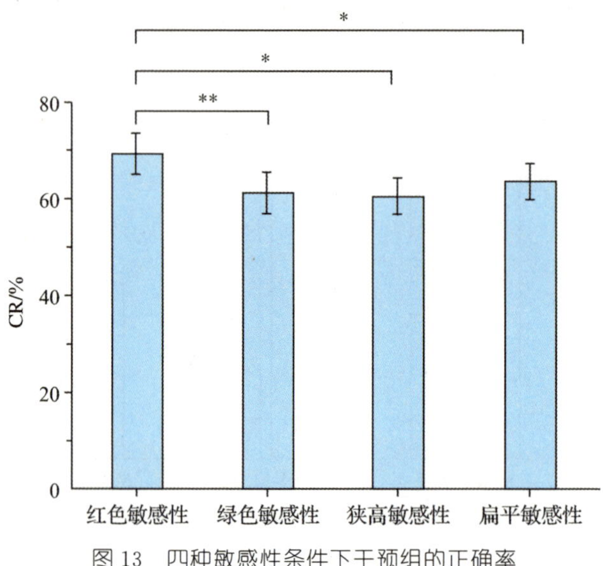

图 13　四种敏感性条件下干预组的正确率

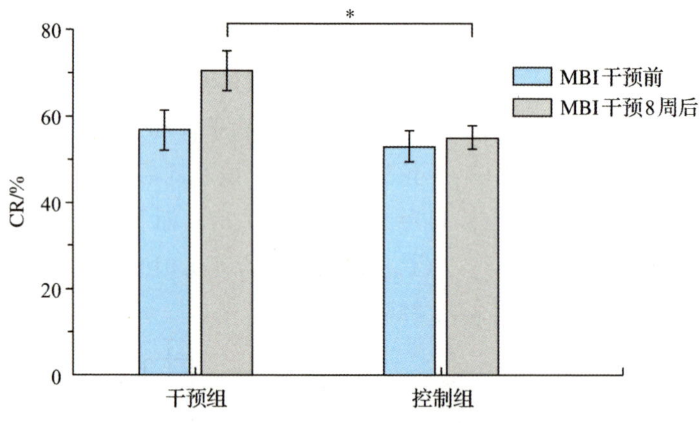

图 14　干预组与控制组 2 次测量的正确率

以行为实验(区域分割任务)的反应时(RT)为指标进行分析,结果表明,MBI 干预 8 周后戒毒者的反应时间比 MBI 干预前短,与健康对照组(HC)相似,如图 15 所示。

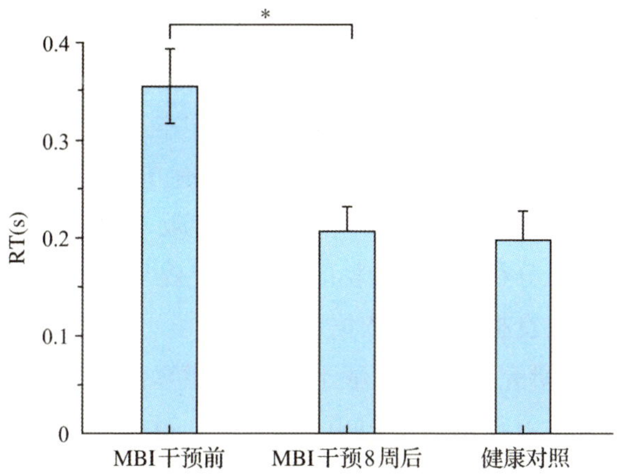

图 15 干预组(2 次测量)和健康对照组(HC)的反应时间

综上所述,靶向渴求的正念干预使得 SUD 女性患者的 PHQ(抑郁)、BAI(焦虑)显著降低;靶向渴求的正念干预前后,SUD 女性患者在区域分割任务上的正确率和反应时有明显差异,正念干预 8 周后的正确率明显更高,反应时明显更短。

(三)讨论

本研究应用基于靶向渴求正念疗法治疗物质使用障碍,从多角度检验靶向渴求正念干预的疗效。研究者将 MBI 融入传统 CBT,完成为期 8 周的治疗,使用临床指标和认知实验验证干预方法的疗效,表明靶向渴求的正念干预对物质使用障碍女性患者的抑郁、焦虑情绪、自杀意念和阈下物理认知能力有明显的改善作用。本研究使用的改良心理疗法更加符合现在的行为干预理念,靶向针对成瘾不同阶段的心理特征,是一种大胆的心理干预创新尝试,为成瘾的临床治疗带来新的活力。

未来的研究还可以从以下三个方面入手:

首先,未来的研究需要从跨诊断角度全面探索药物成瘾不同阶段的神经生物机制。通过纵向跟踪成瘾者的使用阶段、戒断阶段和渴求阶段的临床表征、心理与行为学特征,采用多模态神经影像技术结合多组学联合分析技术对不同药物成瘾的三个不同阶段进行逐一解析,以期获得在脑结构与功能、基因、蛋白、代谢、神经环路等层面的信息,综合分析全面解码不同类型药物成瘾及不同阶段的神经生物学特征，可为药物成瘾与复吸的机制研究提供新的思路，为成瘾的治疗提供新的线索。

其次，未来的研究可以进一步探索基于成瘾过程和靶向渴求的改良心理疗法及其疗效与复吸机制，通过进行大样本 RCT 研究，验证基于成瘾不同阶段个体需求和靶向渴求的创新性干预方案在治疗不同药物成瘾及预防复吸中的疗效，纵向追踪一年的长期疗效与复吸情况，并采用多模态神经影像与组学分析技术，探索心理干预疗效与复吸的机制，为心理治疗技术的进一步改良提供理论依据。

最后，未来的研究可以构建基于人工智能算法的复吸预测模型。通过采用多种深度学习和机器学习模型，并结合数据驱动和理论驱动两个方向，同时考虑社会环境、个体特质与认知功能和生物学因素的复杂关系，充分结合理论驱动与数据驱动的优势，将临床评估信息、神经影像、组学、代谢生化指标等数据融合，以期获得预测不同药物复吸的更加精准的理论模型，具有多角度、多方法、多层次、全面系统的优点。

临床研究 2　正念戒毒的焦点小组研究

药物成瘾是当前全球重大公共卫生问题之一，传统干预方式存在局限，国内急需一种新的干预方案。本研究将基于正念的疗法(MBI)融入传统认知行为疗法(CBT)，自主开发出一种以靶向毒品渴求为核心，以预防复吸为目的的本土化正念戒毒八周干预方案，并对 12 名女性物质成瘾者实施了该干预方案。基于焦点小组的访谈，深入探讨这种新的干预方案能否有效降低吸毒者对毒品的渴求，改善其情绪和睡眠质量，提高其情绪管理、冲动控制和疼痛管理能力。以下为主要研究结果。

一、研究对象

按照纳入排除标准(表 1)，焦点小组共纳入 12 位成员，均来自浙江省莫干山女子强制隔离戒毒所，平均年龄 42.33 岁，标准差 9.88，年龄范围为 25～54 岁。其中，海洛因吸食者 6 名，甲基苯丙胺吸食者 9 名，氯胺酮吸食者 1 名，4 人存在吸食多种毒品的情况，吸毒方式有吸入、注射、口服。所有参与者均已被告知研究目的、可能存在的风险和不适，并在加入研究前签署了知情同意书。本研究按照 Declaration of Helsinki 中规定的伦理原则进行，并获得了浙江大学医学院附属邵逸夫医院伦理委员会的批准。

表 1　纳入排除标准

纳入标准	
1	符合 DSM-5 物质使用障碍的诊断标准
2	使用成瘾物质的时间不少于 1 年
3	汉族；初中及以上文化程度；年龄不小于 18 岁
4	经伦理委员会同意，知情并同意参与本研究

续表

排除标准	
1	使用成瘾物质前有精神病史
2	脑器质性疾病、颅脑损伤史、昏迷史
3	两代以内符合 DSM-5 诊断标准的精神障碍患者
4	内分泌疾病史
5	血液、心脏、肝脏和肾脏功能异常者
6	智力受损，认知障碍

二、正念戒毒干预内容

本研究中正念防复吸干预的内容主要集中在感受当下的渴求和情感反应（压抑、焦虑、悲伤、生气等），以及不加批判地接受这种反应和变化，同时采用积极、健康的行为代替不良行为。这些内容和理念贯穿整个干预过程。干预由为期八周的结构化干预课程和课后作业组成，干预课程包括理论授课和正念练习两部分，每周一次，每次 2 小时，中间休息 10 分钟，主要由廖艳辉医生带领。课后作业主要是每天的正念练习，主要由唐波娜心理治疗师带领和督导。从第二次干预课程开始，每次干预课程开始时会回顾前一次课程的内容和课后练习情况。八周干预主要内容即本书的课程内容。

三、正念戒毒的效果评估及项目评价

本文对正念戒毒项目的受欢迎程度、设置合理程度，以及在实际应用中的表现进行了深入探讨。结果表明正念戒毒项目整体设置合理、总体评价比较好，受到喜爱。正念戒毒干预在帮助戒毒人员管理情绪、控制冲动、管理疼痛、提高睡眠质量，以及有效减少渴求和降低复吸风险等方面，也具有良好效果。

（一）对正念戒毒课程的主观评价

利用李克特五点特量表（“1”代表很差，“5”代表很好），对为期 8 周的正念课程进行评价。11 名被试者对八周正念课程的总体评价为“很好”，

1 名为“较好”。对每周课程的单独评价也以“很好”“较好”为主，存在少数被试者作出了“一般”的评价，但无被试做出“较差”“很差”的评价，详见表 2。从这些数据可以看出，随着课程的推进，被试者对内容的接受度和满意度逐渐趋于稳定，大部分人对课程内容的认可度保持在较高水平。

表 2　焦点小组成员对每周课程的评价

周期	主题	很好	较好	一般	较差	很差
第一周	了解成瘾与渴求	6	4	2	0	0
第二周	为渴求留出空间	7	2	3	0	0
第三周	分离渴求	5	5	2	0	0
第四周	正念驯服渴求	2	7	3	0	0
第五周	与渴求交朋友	5	5	2	0	0
第六周	清理应对渴求的障碍物	7	5	0	0	0
第七周	寻找应对渴求的支持	2	6	4	0	0
第八周	长期应对渴望	2	8	1	0	0

对于项目喜好程度的调查结果中，被试者提名喜欢的项目包括助眠冥想、身体扫描、关爱冥想、大山冥想、呼吸冥想、天空冥想、STOP/暂停练习等，其中以身体扫描、关爱冥想最受欢迎，分别有 6 人和 5 人表达了对这两个项目的喜爱。令自身感到放松是被试者喜欢某个项目提到最多的理由。

“身体扫描、呼吸练习现在已经谈不上喜欢不喜欢了，已经成了习惯。然后最喜欢的是关爱冥想、大山冥想。”

“最喜欢的是关爱冥想和身体扫描。关爱冥想让我回想起来以前的很多事情。然后身体扫描就是可以让我整个身体都很放松。”

“喜欢呼吸冥想和身体扫描。呼吸冥想时间长，走神的时候容易拉回来，比较能够进入状态。（身体）扫描可以把整个人、整个的地方、部位都放松。”

“我比较喜欢的是关爱冥想和停止（Stop 键）。等到出（戒毒）所的时候，我觉得我能想到用 Stop 键，想到时候能停止几秒想一下。”

除一名被试者对于疼痛管理冥想中冰块所引发的刺激感和疼痛感表示不喜欢，以及由于概念理解困难而不喜欢正念行走和 STOP/暂停练习之外，未有其他被试者表达了对某一项目的不喜欢。然而尽管不喜欢，该被试者仍旧承认了项目的有效性。这表明，即使项目在体验上不能尽如人意，被试者仍然能够理解并认可其背后的治疗意图和效果。

“（疼痛管理练习时），那个冰块我不喜欢，感触挺深的，（拿着冰块）感觉手很痛。就像吸毒一样，后面戒毒也是比较痛苦。爱也好，受伤了就会痛。我是因为感情问题才吸毒的，（所以这种痛的感觉）感触挺深的。但那个练习我真的不怎么喜欢。”

在项目的频率、时长和周期长度方面，1 人认为频率偏低、时长偏短、周期长度偏短，11 人认为频率、时长、周期长度较为合适。但被试者普遍希望课程时间更长，以获得更深入的练习和体验。

“少了，太短了，上到我出（戒毒）所吧。”

“时间太短了，没达到一定的境界，你多来一点。”

对于项目结束后，个体参与情况的预调查中，有 7 名被试者承诺“一定会”继续练习正念项目，有 3 名被试者表示“可能会”，剩下 2 名被试者则表示“不确定”。此外，对于“是否愿意推荐此项目给其他有需要的戒毒人员”这一问题，所有被试者都持积极态度，其中 5 人表示“一定会”推荐，7 人表示“可能会”。整体上，正念戒毒课程在被试者中的接受度和推广意愿较高，侧面反映出项目具有深远的影响。

（二）情绪管理和冲动控制

正念干预后被试者的情绪管理能力和冲动控制能力有所提升。正念所培养的对于当下意识的感受，增加了被试者对情感线索的敏感性，使得被试者能够在强烈情绪来袭时，将注意力从强烈的情绪中拉回到当下，停止自动化的冲动反应。其中多名被试者提到，在练习正念后，自己的脾气不那么暴躁，冲动性明显降低，也能更好地应对毒瘾（吸毒渴求）了。这种对情绪的控制不仅有助于他们在面对毒瘾时保持冷静、在戒毒过程中保持良好的心理状态，而且能帮助他们在日常生活中更好地处理各种情绪困扰。

“Stop 键（STOP/暂停练习）就是，从正念（项目）开始，每次有情绪来的时候，我都会想一下 Stop 键，那个情绪就会慢慢地消下去。”

“Stop 键，我这个人性格暴躁，就是学了正念以后能够控制自己的情绪。”

正念所强调的非评判性的态度也改变了被试者对于情感线索的反应，进而促进了被试者的情绪管理能力和自我控制能力。非批判性的态度使得被试者更能够接纳自身的情绪、进行自我关爱，与此同时更包容他人，在面对冲突和负面情绪时，能够以更加平和的心态处理问题，避免不必要的争执和情绪波动。

“毕竟大家都是有情绪的人，情绪偶尔不好也是有的，自从我知道了这个练习以后（情绪）改善了不少，包括我占理的时候，我做得很对（的时候）。以前我做得很对的时候肯定会和别人去争两句的，现在觉得没必要。你理解就理解，不理解，我觉得我做的是好的，我也没有必要去和你争什么。因为你不会理解，然后会搞得我心情不好了。”

“我觉得关爱冥想对我影响是最大的。我感觉自己对待家人、对待同届（戒毒者）都能理解。现在，我感觉对很多事情都能用更加宽容的胸怀去接受。”

此外，正念对当前时刻的关注也有效降低了个体因思维反刍而产生的负性情绪。正念强调对当前时刻的关注，这有助于引导陷入思维反刍的个体，将注意力从过度反思过去或担忧未来中解脱出来，重新回到当下。这种转变不仅帮助个体减少了因过度担忧未来或沉溺于过去而产生的负性情绪，而且促使了个体以一种更加平和积极的心态应对生活中挑战，从而提升了被试者整体的情绪管理能力，缓解了被试者的情绪困扰。

“一开始来的时候，我不习惯这里，还有很多东西我不熟悉，做不好，我多愁善感，晚上睡不着，怕做错事。现在时间长了，也放开了，有些东西想也想不好，就是说船到桥头自然直。”

（三）疼痛管理

疼痛管理能力的提升是正念戒毒项目的重要作用之一，特别是对于那些患有慢性疼痛的被试者来说。正念练习通过分散注意力和保持温和、关心的态度，帮助被试者减轻了疼痛带来的痛苦感受。多名遭受着慢性疼痛折磨的被试者提到，在正念练习之后，他们能够将注意力从疼痛处转移，并对疼痛保持温和、关心的态度，从而减轻疼痛带来的痛苦感受。

“像我平时有风湿关节炎，一到下雨天的时候就很难受，而且睡眠也很差，但是最近确实改变了不少。然后不知道你们有没有什么感觉，像我坐在这里看新闻需要坐姿很端正，尽管我身上也不痛，但就是觉得这里也痒，那里也痒，要去抓一抓。但正念练习以后，我可以把注意力分散开来，就没有那么痒，没有那么强迫的感觉要去抓一抓。”

“腰痛的时候会很痛，有时候我会正念冥想一下，想一想就会把注意力分散开来。”

“我腰不好，特别现在下雨天腰不好，练正念，分散注意力再好不过了。”

正念作为疼痛管理方法不仅帮助被试者减轻了疼痛感受，也提高了他们的整体生活质量，使他们能够更好地应对日常生活中的各种挑战。

（四）睡眠质量

正念练习在改善被试者睡眠质量方面也表现出了显著的效果。通过帮助被试者效应对抑郁、焦虑等负性情绪，促进积极情绪，正念练习可以使被试者进入一种放松的状态，由此帮助改善被试者的睡眠质量。一名被试者通过呼吸冥想和身体扫描等正念练习，学会了如何在睡前放松自己，减少焦虑和压力，以改善了睡眠质量。

“呼吸冥想，你让我们深呼吸，这个可以的，让人放松的；身体扫描也喜欢；正念从头说到尾，反正从头到尾这节课都让我放松好睡。”

此外，正念有助于减轻由疼痛带来的心理痛苦和身体痛楚，进而提高被试者的睡眠质量。例如，通过正念练习，被试者在面对慢性疼痛时，能够更好地管理疼痛，因疼痛引发的睡眠问题也因此得到改善，整体睡眠质量从而得到提高。一位受风湿关节炎慢性疼痛困扰的个体表示：

“自从上了正念课程以后，我睡眠好了很多……”

（五）渴求和戒毒

正念戒毒课程在帮助被试者降低渴求和成功戒毒方面发挥了重要作用。有 7 名被试者认为正念戒毒项目有助于降低、管理自身的渴求，从而帮助自己戒毒；有 8 名被试者认为该项目可以减少自己的复吸风险；全部的被试者都认为该项目帮助自己发现了更好的生活方式代替吸毒，使得自己获得了更好的心理、生活状态，从而有助于自己戒毒。

首先，正念练习通过帮助被试者降低渴求，减少了被试者的复吸风险。渴求在成瘾与防复吸方面占核心地位，正念通过帮助被试者清理渴求的障碍物，例如不良人际关系、负性情绪等，降低了被试者的渴求，进而降低复吸风险。

“我是第二次进入戒毒所了，来这里（戒毒所）之前自己也戒很多次了。毒品这个东西我知道是不能吸的，我认识到它是有危害的，但是不知道为什么就是会莫名其妙地去吸。最大的绊脚石就是我自己，总是会给自己复吸找各种各样的理由，让复吸看起来像是情有可原。正念练习过后，让我看清了这一点，没有那么多的情有可原，一是没有认识到，还有就是没有及时地去清理一些负面情绪，诱发我再去复吸的人际关系，种种之类的。”

另外，正念提高了被试者在面对渴求时的渴求管理能力，有效降低了复吸风险。作为一种应对渴求的替代方法，正念使得个体能够在面对渴求时，做出更有意识的决策，即通过与渴求共处，体验渴求，来进行管理。通过正念练习，被试者可以学会如何在面对渴求时，停下自动导航行为，不再被渴求控制，而以旁观者的身份观察渴求，等待其自然消退，从而更好地控制自己，避免复吸。

“依我的性格，要是有渴求的话，我会很急躁，就会想着（去吸毒），练习了 Stop 键后，我感觉对我的帮助是很大的。”

“冥想对我是有帮助的，我觉得（对于）渴求现在自己也可以适当地去控制自己。我是喜欢喝酒的，有时候就可以适当地去控制自己，把酒瘾和自己分离开来，酒瘾来了，只是观察它，等会儿它就走了，我就像一个旁观者似的。”

此外，正念练习还增强了部分被试者的对于戒瘾的自我效能感。具体而言，正念练习使他们能够更加积极地应对戒瘾过程中的挑战和困难，从而建立了更强的自信心和控制感。下方的访谈内容表明了正念练习如何帮助被试增强自我效能感，从而使其在戒毒过程中感到更为顺利。

“我主要是情绪问题，情绪不太稳定，所以很难戒瘾，比如说戒烟。我出去后，在这里学了东西，估计戒烟是容易点。以前我在家里戒了七八次没戒掉，学了（正念项目）以后戒烟估计会更容易。”

“练习了正念之后自己对于戒毒更有自信心了。”

附录　临床研究所用问卷及其评分标准

一、人口学信息

【指导语】请在以下项打"√"或填写相应的内容。

1. 入组编号：___________

2. 随访时间：___________

3. 籍贯(精确到市县)：_________，现居住地(精确到市县)：_________

4. 吸毒史(根据你进入戒毒所前的情况回答，例如，近一个月，进入戒毒所前的一个月)

<table>
<tr><td rowspan="2">序号</td><td rowspan="2">物质名称(如大麻、可卡因、海洛因、冰毒等)</td><td rowspan="2">方式(例如吸入、注射、口服等)</td><td rowspan="2">单次剂量(克)</td><td colspan="2">频率(次/月或次/年)</td><td rowspan="2">使用持续时间(几个月或几年)</td></tr>
<tr><td>近一月</td><td>近一年</td></tr>
<tr><td>1</td><td></td><td></td><td></td><td></td><td></td><td></td></tr>
<tr><td>2</td><td></td><td></td><td></td><td></td><td></td><td></td></tr>
<tr><td>其他</td><td></td><td></td><td></td><td></td><td></td><td></td></tr>
<tr><td colspan="7">(1)起因和背景：____________________(例如是否受到社会压力、家庭问题、精神健康问题等因素)。
(2)干预治疗史：____________________(是否曾经尝试过戒毒，包括自行戒毒或接受戒毒治疗)。
(3)入所时间：____________________。</td></tr>
</table>

5. 你一生中曾经发生过的最想吸食毒品的程度评分为________。

0～10 评分(分数越高代表越想吸)

0	1	2	3	4	5	6	7	8	9	10

二、广泛性焦虑障碍量表(GAD-7)

【指导语】在过去两个星期,有多少时候你受到以下任何问题困扰?(在你的选择下打"√")。

问题	完全不会	几天	一半以上的日子	几乎每天
1. 感觉紧张.焦虑或烦躁	0	1	2	3
2. 不能停止或控制担忧	0	1	2	3
3. 对各种各样的事情担忧过多	0	1	2	3
4. 很难放松下来	0	1	2	3
5. 由于不安而无法静坐	0	1	2	3
6. 变得容易烦恼或急躁	0	1	2	3
7. 害怕将有可怕的事发生	0	1	2	3

评分标准:总分为 1 到 7 题所选答案对应数字的总和。0～4:没有焦虑症,注意自我保重;5～9:可能有轻微焦虑症,建议咨询心理医生或心理医学工作者;10～13:可能有中度焦虑症,最好咨询心理医生或心理医学工作者;14～18:可能有中重度焦虑症,建议咨询心理医生或精神科医生;19～21:可能有重度焦虑症,一定要看心理医生或精神科医生。

三、Barratt 冲动性量表(BIS-11)

【指导语】在不同的情况下,人们的行为和思维也不一样。这是一个测验你的一些行为和思维方式的量表。请仔细阅读每一个问题,并在右侧选出合适的答案在方框内打"√"。请快速地如实回答。

问题	不是	极少	有时	经常	总是
1. 我认真安排每件事					
2. 我做事不假思考					
3. 遇到问题时我能想出好办法					
4. 我对未来有计划					
5. 我不能很好地控制自己的行为					
6. 必要时我能够长时间考虑一个问题					
7. 我有规律地存钱或攒钱					
8. 我难以控制自己的脾气					
9. 我能从不同的角度考虑问题					
10. 我对工作和获得收入有计划					
11. 我说话不假思索					
12. 遇到问题时我喜欢慢慢考虑					
13. 我做事比较理智					
14. 我激动时难以控制自己的行为					
15. 遇到难题时我能耐心思考解决问题的办法					
16. 我有规律地安排饮食起居					
17. 我容易冲动行事					
18. 做决定前，我喜欢仔细考虑得失					
19. 我离开家之前把事情都安排好					
20. 我不考虑后果而立即行动					
21. 我冷静地思考问题					
22. 我做事时能按计划完成					
23. 我容易冲动性购物					
24. 遇到难题时我不会轻易下结论					
25. 我花钱有计划性					
26. 我做事十分莽撞					
27. 我思考问题时能集中注意力					

续表

问题	不是	极少	有时	经常	总是
28.我很看重对未来的安排					
29.我想到什么就马上去做					
30.我容易想出新的办法来解决遇到的困难					

评分标准：Barratt 冲动性量表中文版有 3 个分量表，即“认知冲动性”分量表、“行动冲动性”分量表和“非计划”分量表，每个分量表包括 10 题，每个问题得分范围是 1～5 分，分量表的得分范围是 10～50 分；“非计划”和“认知冲动性”分量表的问题均为反相问题，即对应的得分范围是 5～1分。计算时需将分量表得分和量表总分的得分范围转换成 0～100 分。

“认知冲动性”分量表：问题 3、6、9、12、15、18、21、24、27、30；

“行动冲动性”分量表：问题 2、5、8、11、14、17、20、23、26、29；

“非计划”分量表：问题 1、4、7、10、13、16、19、22、25、28。

四、患者健康问卷抑郁量表(PHQ-9)

【指导语】在过去两个星期，有多少时间你被以下问题困扰？(在你的选择下打“√”)。

问题	完全不会	几天	一半以上的日子	几乎每天
1.做什么事都感到没有兴趣或乐趣	0	1	2	3
2.感到心情低落	0	1	2	3
3.入睡困难、很难熟睡或睡太多	0	1	2	3
4.感到疲劳或无精打采	0	1	2	3
5.胃口不好或吃太多	0	1	2	3
6.觉得自己很糟，或很失败，或让自己和家人失望	0	1	2	3
7.注意力很难集中，例如阅读报纸或看电视	0	1	2	3

续表

问题	完全不会	几天	一半以上的日子	几乎每天
8.动作或说话速度缓慢到别人可察觉的程度，或正好相反——你烦躁或坐立不安，动来动去的情况比平常更严重	0	1	2	3
9.有不如死掉或用某种方式伤害自己的念头	0	1	2	3

这些问题在你工作、处理家庭事务，或与他人相处上造成了多大的困难？			
毫无困难	有点困难	非常困难	极度困难
□	□	□	□

评分标准：PHQ-9 总分为各个题所选答案对应数字之和，总分可以用来评估抑郁症状的严重程度：0～4 分无为抑郁症状，5～9 分为轻度，10～14 分为中度，15 分以上为重度。

五、贝克抑郁量表(BDI-21)

【指导语】请仔细阅读每一道题，根据自己实际情况（最近一周，包括今天）的各项描述并从每一题后 4 个选项中选择正确答案；如果在一组内有不止一条适合你，请将适合你的条目全部选出来。请先读完一组内的各项叙述，然后在相符的选项上打“√”。

1. 心情

A. 我不感到忧愁

B. 我感到忧愁

C. 我整天都感到忧愁，且不能改变这种情绪

D. 我非常忧伤或不愉快，以致我不能忍受

2. 悲观

A. 对于将来我不感到悲观

B. 我对将来感到悲观

C. 我感到没有什么可指望的

D. 我感到将来无望，事事都不能变好

3. 失败感

A. 我不像一个失败者

B. 我觉得我比一般人失败的次数多些

C. 当我回首过去我看到的是许多失败

D. 我感到自己是一个彻底失败了的人

4. 不满

A. 我对事物像往常一样满意

B. 我对事物不像往常一样满意

C. 我不再对任何事情感到真正的满意

D. 我对每件事都不满意或讨厌

5. 自罪感

A. 我没有特别感到内疚

B. 在相当一部分时间里我感到内疚

C. 在部分时间里我感到内疚

D. 我时刻感到内疚

6. 惩罚感

A. 我没有感到正在受惩罚

B. 我感到我可能受惩罚

C. 我预感我会受惩罚

D. 我感到我正在受惩罚

7. 自厌

A. 我感到我并不令人失望

B. 我对自己失望

C. 我讨厌自己

D. 我痛恨自己

8. 自责

A. 我感觉自己并不比别人差

B. 我对自己的缺点和错误常自我反省

C. 我经常责备自己的过失

D. 每次发生糟糕的事我都责备了自己

9. 自杀倾向

A. 我没有任何自杀的想法

B. 我有自杀的念头但不会真去自杀

C. 我很想自杀

D. 如果我有机会我就会自杀

10. 痛苦

A. 我并不比以往爱哭

B. 我现在比以前爱哭

C. 现在我经常哭

D. 我以往能哭，但现在即使我想哭也哭不出来

11. 易激动

A. 我并不比以往容易激怒

B. 我比以往容易激怒或容易生气

C. 我现在经常容易发火

D. 以往能激怒我的那些事情现在则完全不能激怒我了

12. 社会退缩

A. 我对他人的兴趣没有减少

B. 我对他人的兴趣比以往减少了

C. 我对他人丧失了大部分兴趣

D. 我对他人现在毫无兴趣

13. 犹豫不决

A. 我与以往一样能做决定

B. 我现在作决定没有以往果断

C. 我现在作决定比以往困难得多

D. 我现在完全不能作决定

14. 形象歪曲

A. 我觉得自己看上去和以前差不多

B. 我担心自己看上去老了或没有以前好看了

C. 我觉得自己的外貌变得不好看了，而且是永久性的改变

D. 我认为自己看上去很丑了

15. 活动受抑制

A. 我能像以往一样工作

B. 我要经一番特别努力才能开始做事

C. 我做任何事都必须作很大的努力,迫自己去做

D. 我完全不能工作

16. 睡眠障碍

A. 我的睡眠像以往一样好

B. 我的睡眠没有以往那么好

C. 我比往常早醒 1～2 小时,再入睡有困难

D. 我比往常早醒几个小时,且不能再入睡

17. 疲劳

A. 我现在并不比以往感到容易疲劳

B. 我现在比以往容易疲劳

C. 我做任何事情都容易疲劳

D. 我太疲劳了,以致我不能做任何事情

18. 食欲下降

A. 我的食欲与以往一样好

B. 我现在食欲没有往常那样好

C. 我的食欲现在差多了

D. 我完全没有食欲了

19. 体重减轻

A. 我最近没有明显的体重减轻

B. 我体重下降超过 2.5 千克

C. 我体重下降超过 5 千克

D. 我体重下降超过 7.5 千克,我用控制饮食来减轻体重

20. 有关躯体的健康观念

A. 与以往比我并不怎么担心身体的健康

B. 我担心自己身体的毛病,如疼痛、反胃及便秘

C. 我很焦虑身体出毛病而妨碍我思考其他问题

D. 我非常焦虑身体疾病,以致不能思考任何其他事情

21. 性欲减退

A. 我的性欲最近没有什么变化

B. 我的性欲比以往差些

C. 现在我的性欲比以往减退了许多

D. 我完全丧失了性欲

评分标准:每题得分范围是 1～4 分,总分为各题所选答案对应数字的总和。总分 10 分:你很健康、无抑郁;总分 10～15 分:你有轻度情绪不良,要注意调节;总分大于 15 分:表明已有抑郁,要去看心理医生了;总分大于 25 分:说明抑郁已经比较严重了,必须看心理医生。

六、贝克焦虑量表(BAI-21)

【指导语】本量表含有 21 道关于焦虑症状的问题,请仔细阅读每一道题,指出最近一周内(包括当天),被各种症状烦扰的程度,在相应的数字上打"√"。

问题	1=无,2=轻度,无多大烦扰,3=中度,感到不适但尚能忍受,4=重度,只能勉强忍受			
1. 身体麻木或刺痛	1	2	3	4
2. 感到发热	1	2	3	4
3. 腿部颤抖	1	2	3	4
4. 不能放松	1	2	3	4
5. 害怕要发生不好的事情	1	2	3	4
6. 感到头晕目眩	1	2	3	4
7. 心悸或心率加快	1	2	3	4
8. 心神不宁	1	2	3	4
9. 感到惊吓	1	2	3	4
10. 紧张	1	2	3	4
11. 有窒息感	1	2	3	4
12 手发抖	1	2	3	4
13. 摇晃	1	2	3	4

续表

问题	1=无,2=轻度,无多大烦扰,3=中度,感到不适但尚能忍受,4=重度,只能勉强忍受			
14.害怕失控	1	2	3	4
15.呼吸困难	1	2	3	4
16.害怕快要死去	1	2	3	4
17.感到恐慌	1	2	3	4
18.消化不良或腹部不适	1	2	3	4
19.昏厥	1	2	3	4
20.脸发红	1	2	3	4
21.出汗(不是因为天气热)	1	2	3	4

评分标准:每个问题得分范围是1～4分,总分为各题所选答案对应数字的总和。总分15～25为轻度焦虑,26～35为中度焦虑,36分以上为重度焦虑。

七、儿童期创伤问卷(CTQ-SF)

【指导语】为了解你在儿童时期可能经历的创伤经历,请你尽量提供准确、真实的信息。你的回答将方便我们更好地理解你儿童时期的经历和可能的影响。请注意以下几点:请回答每个问题,不要跳过任何问题;回答问题时,请回忆你儿童时期的经历。如果你对某个问题记不清楚或不确定,请尽量提供你最好的估计。

问题	在你16岁之前,填写最适合情况的分数:0=从无此现象,1=偶尔,2=有时,3=经常,4=总是				
1.当时家里没人关心我的饥饱	0	1	2	3	4
2.当时有人照顾我,保护我	0	1	2	3	4
3.当时家里有人喊我“笨蛋”“懒虫”或“丑八怪”等	0	1	2	3	4
4.当时我的父母因为酗酒、吸毒或赌博而不能照顾家庭	0	1	2	3	4

续表

问题	在你16岁之前，填写最适合情况的分数：0＝从无此现象，1＝偶尔，2＝有时，3＝经常，4＝总是				
5. 当时家里有人重视我	0	1	2	3	4
6. 当时家里没人管我衣着冷暖	0	1	2	3	4
7. 当时我感到家里人爱我	0	1	2	3	4
8. 当时我觉得父母希望从来没有生过我	0	1	2	3	4
9. 当时家里有人把我打伤得很严重，不得不去医院	0	1	2	3	4
10. 当时我家的状况需要改善	0	1	2	3	4
11. 当时家里有人打得我皮肤青紫或留下伤痕	0	1	2	3	4
12. 当时家里有人用皮带、绳子、木板或其他硬东西惩罚我	0	1	2	3	4
13. 当时家里人彼此互相关心	0	1	2	3	4
14. 当时家里有人向我说过侮辱性或让我伤心的话	0	1	2	3	4
15. 我当时受到了躯体虐待	0	1	2	3	4
16. 我觉得我的童年比任何人的都完美	0	1	2	3	4
17. 当时我被打得很严重，引起了老师、邻居或医生等人的注意	0	1	2	3	4
18. 当时我觉得家里有人恨我	0	1	2	3	4
19. 当时家里人关系很亲密	0	1	2	3	4
20. 当时有人以带有性色彩的方式触摸我或让我触摸他/她	0	1	2	3	4
21. 当时有人威胁让我同他/她做性方面的事	0	1	2	3	4
22. 我觉得当时我的家好得不能再好了	0	1	2	3	4
23. 当时有人试图让我做或看性方面的事	0	1	2	3	4
24. 当时有人猥亵我，如要流氓、动手动脚等	0	1	2	3	4
25. 当时我的心灵受到了折磨或虐待	0	1	2	3	4
26. 当时有人关心我的身体健康	0	1	2	3	4
27. 我当时受到了性虐待	0	1	2	3	4
在你的一生中，第一次性行为时你多大年龄？________岁（如从来没有，填“0”）					

评分标准：共有28个问题，分为五个临床分量表：躯体虐待(PA)、情感虐待(EA)、性虐待(SA)、躯体忽视(PN)和情感忽视(EN)。每个问题得分范围是1～5分，每个分量表在5～25分，总分在25～125分，PA≥8分、EA≥9分、SA≥6分、PN≥8分和EN≥10分分别表示有躯体虐待、情感虐待、性虐待、躯体忽视和情感忽视。

八、自我效能量表(GSES)

【指导语】以下10个句子关于你平时对你自己的一般看法，请你根据你的实际情况（实际感受）在右面合适的地方打钩，答案没有对错之分，对每一个句子无须多考虑。请在你感觉正确的选项下面的空格内打"√"。

条目	完全不正确	有点正确	多数正确	完全正确
1. 如果我尽力去做的话，我总是能够解决问题的				
2. 即使别人反对我，我仍有办法取得我所要的				
3. 对我来说，坚持理想和达成目标是轻而易举的				
4. 我自信能有效地应对任何突如其来的事情				
5. 以我的才智，我定能应对意料之外的情况				
6. 如果我付出必要的努力，我一定能解决大多数的难题				
7. 我能冷静地面对困难，因为我信赖自己处理问题的能力				
8. 面对一个难题时，我通常能找到几个解决方法				
9. 有麻烦的时候，我通常能想到一些应对的方法				
10. 无论什么事情在我身上发生，我都能应对自如				

评分标准：每个句子得分范围是1～4分，所答10题总得分的十分之一即为最后得分，总分的高低表明了其一般自我效能感水平的高低。该量表的临界分为2.5分，当得分低于2.5分时，说明被试者的一般自我效能感较低。

九、感知压力量表(PSS)

【指导语】这份量表是询问在最近一个月来你个人的感受和想法，请你于每一个题项上作答时，指出你感受或想到某一特定想法的频率。作答方式尽量以快速、不假思索的方式填答，以期确切反映真实的压力知觉状况。

条目	从不	偶尔	有时	时常	总是
1.对于一些无法预期的事情发生而感到心烦意乱	1	2	3	4	5
2.感觉无法控制自己生活中重要的事情	1	2	3	4	5
3.感到紧张不安和压力	1	2	3	4	5
4.成功地处理恼人的生活麻烦	1	2	3	4	5
5.感到自己能有效地处理生活中所发生的重要改变	1	2	3	4	5
6.对于有能力处理自己私人的问题感到很有信心	1	2	3	4	5
7.感到事情顺心如意	1	2	3	4	5
8.发现自己无法处理所有自己必须做的事情	1	2	3	4	5
9.有办法控制生活中恼人的事情	1	2	3	4	5
10.常觉得自己是驾驭事情的主人	1	2	3	4	5
11.常生气，因为很多事情的发生超出了自己的控制	1	2	3	4	5
12.经常想到有些事情是自己必须完成的	1	2	3	4	5
13.常能掌握时间的安排方式	1	2	3	4	5
14.常感到困难的事情堆积如山，而自己无法克服它们	1	2	3	4	5

评分标准：条目4、5、6、7、9、10、13的得分范围是4～0分，其他条目的得分范围是0～4分。总分为0～28分：压力属正常范围；总分为29～42分：压力偏大，需注意；总分为43－56：压力太大，需寻求资源协助。

十、正念五因素问卷(FFMQ)

【指导语】请根据以下给予的等级来评定每句话,把最符合你真实想法的等级数字填在下列的每句话前面的空白处。

条目	1=一点也不符合,2=较少符合,3=有些符合,4=非常符合,5=完全符合				
1. 在行走时,我会有意关注身体部位在行进中的感觉	1	2	3	4	5
2. 我擅长于用言语描述我的情感	1	2	3	4	5
3. 我为自己有不理智的情绪或不合适的情绪而责备自己	1	2	3	4	5
4. 我感受到了我的情绪和情感,但我不必对它们做出反应	1	2	3	4	5
5. 在做事的时候,我经常走神,而且很容易被干扰	1	2	3	4	5
6. 在洗澡时,我会留心水流过身体的感觉	1	2	3	4	5
7. 我能清晰表达自己的信念、观点以及期望	1	2	3	4	5
8. 我没有注意到我在做什么事情,这是因为我在做白日梦,在担忧或分心于外界	1	2	3	4	5
9. 我观察自己的情绪,而不迷失其中	1	2	3	4	5
10. 我告诉自己,我不应该以我现在的这种方式来感受此时的情感	1	2	3	4	5
11. 我留意到食物和饮料是如何影响着我的想法、身体的感觉和情绪的	1	2	3	4	5
12. 我难以找到词语来表达我的所思所想	1	2	3	4	5
13. 我很容易分心	1	2	3	4	5
14. 我认为我的一些想法是异常的、不好的,我不应该那样想	1	2	3	4	5
15. 我会注意我的一些感觉,比如:微风吹拂我的头发,阳光照在我的脸上的感觉	1	2	3	4	5

续表

条目	1＝一点也不符合，2＝较少符合，3＝有些符合，4＝非常符合，5＝完全符合				
16.我很难用合适的言语来表达我对事物的感受	1	2	3	4	5
17.我会评判自己的想法是好的或是坏的	1	2	3	4	5
18.我难以把注意力集中在当前发生的事情上	1	2	3	4	5
19.当我有悲伤的想法或景象时，我会“退一步”，并去觉知那些想法或景象的存在，而不被其所控制	1	2	3	4	5
20.我会注意一些声音，比如：时钟的滴答声、小鸟的叽喳声、汽车穿梭的声音	1	2	3	4	5
21.在困难的情境下，我会暂停一下，不马上做出反应	1	2	3	4	5
22.当我身体有种感觉时，我很难找到合适的词语来描述它	1	2	3	4	5
23.我好像是自动地在做一些事情，并没有完全意识到它	1	2	3	4	5
24.通常，当我有令人伤感的想法或者景象时，我能很快恢复平静	1	2	3	4	5
25.我告诉我自己，我不应该思考我此刻正思考的东西	1	2	3	4	5
26.我闻到了周围一些东西的气味或者芳香	1	2	3	4	5
27.即便是我感到非常的不安时，我也能找到词语来表达它	1	2	3	4	5
28.我草草地做完一些事情，而没有真正地集中注意力在其上	1	2	3	4	5
29.当陷入令人烦恼的情绪或情境中，我能做到只是去注意它们，而不做出相应反应	1	2	3	4	5
30.我想有些情绪是不对的或者是不合时宜的，我不应该体验到它们	1	2	3	4	5

续表

条目	1=一点也不符合，2=较少符合，3=有些符合，4=非常符合，5=完全符合				
31.我注意到了艺术品和自然界中事物的一些视觉元素，如：颜色、形状、纹理，还有光和影子	1	2	3	4	5
32.我总是倾向于用词语来描述我的体验	1	2	3	4	5
33.当我有令人痛苦的想法时，我通常只是去注意它们，顺其自然	1	2	3	4	5
34.我总是自动地工作或完成某项任务，而没有意识到我在做什么	1	2	3	4	5
35.通常当我有些令人困扰的想法时，我会根据我当时所想的内容或者脑海中出现的景象来判断自己是对还是错	1	2	3	4	5
36.我会去注意我的情绪是如何影响我的想法和行为的	1	2	3	4	5
37.我通常能够非常详细地描述出我此刻的感觉	1	2	3	4	5
38.我发现自己做事情的时候，不专心在所做的事情上	1	2	3	4	5
39.当不理智的想法出现时，我会自我否决	1	2	3	4	5

评分标准：将下列各项分数相加即为各项得分，R 代表反向计分，即 1 分为 5 分，2 分为 4 分，3 分不变，4 分为 2 分，5 分为 1 分。

观察：1，6，11，15，20，26，31，36（共 8 题）

描述：2，7，12R，16R，22R，27，32，37（共 8 题）

觉知行动：5R，8R，13R，18R，23R，28R，34R，38R（共 8 题）

不判断：3R，10R，14R，17R，25R，30R，35R，39R（共 8 题）

不行动：4，9，19，21，24，29，33（共 7 题）

十一、正念注意觉知量表(MAAS)

【指导语】请你仔细阅读下列条目，在各个条目中选出最近一周内(包括当天)符合自己实际情况的程度，在相应的数字上打“√”，“1”到“6”按照程度变化代表从“几乎总是”到“几乎从不”，答案没有对错之分。

条目	几乎总是	经常	有时	偶尔	极少发生	几乎从不
1. 有时我体验到一些情绪，过一会儿才会意识到这种情绪	1	2	3	4	5	6
2. 我会因为不小心、没注意或者想到其他事情而打碎物品或者弄坏东西	1	2	3	4	5	6
3. 我发现静下心来关注当前发生的事情有些困难	1	2	3	4	5	6
4. 我前往要去的地方时，一路上对自己的走路行为或其他事物没有注意	1	2	3	4	5	6
5. 除非身体的紧张感或者不舒适感引起我的注意，否则我都不会去关注身体的感觉	1	2	3	4	5	6
6. 如果我被第一次告知某个人的名字，我会很快地忘记这个名字	1	2	3	4	5	6
7. 我做事情好像是自动的过程，对于所做的事情没有太多觉知或者主意	1	2	3	4	5	6
8. 我匆匆做完一些事情而没有注意到这些事情本身	1	2	3	4	5	6
9. 我关注我想达到的目标，但是我总是做与目标联系不大的事情	1	2	3	4	5	6
10. 我做工作或者任务是自动化的，不会去注意我在做什么	1	2	3	4	5	6
11. 我发现自己边听别人说话边做其他的事情	1	2	3	4	5	6
12. 我到达一个地方后会奇怪为什么我会来到这里	1	2	3	4	5	6

续表

条目	几乎总是	经常	有时	偶尔	极少发生	几乎从不
13. 我发现自己沉浸在对未来的幻想或者对过去的事情的回忆中	1	2	3	4	5	6
14. 我发现自己做事情时没有投入注意	1	2	3	4	5	6
15. 我吃零食的时候没有意识到自己正在吃东西	1	2	3	4	5	6

评分标准：每个条目得分范围是 1～6 分，量表得分为各条目得分相加。总分越高，表示个体在日常生活中对当下进行觉知和注意的正念水平越高。

十二、匹兹堡睡眠质量指数量表(PSQI)

【指导语】下面一些问题是关于你最近一个月的睡眠状况，这仅仅与你的睡眠习惯有关。请选择或填写最符合你近一个月白天和晚上实际情况的选项，并尽可能地做精确回答。其中画有横杠的部分需要自己填写。

请在最符合你近 1 个月实际睡眠情况的答案上打“√”。

1. 近 1 个月，晚上上床睡觉通常____________(24 小时制)点钟。

2. 近 1 个月，从上床到入睡通常需要____________分钟。

3. 近 1 个月，通常早上____________(24 小时制)点起床。

4. 近 1 个月，每夜通常实际睡眠____________小时(睡着时间＝卧床时间)。

5. 近 1 个月，因下列情况影响睡眠而烦恼：

a. 入睡困难

(1)无　(2)＜1 次/周　(3)1～2 次/周　(4)≥ 3 次/周

(入睡困难是指：30 分钟内不能入睡)

b. 夜间易醒或早醒

(1)无　(2)＜1 次/周　(3)1～2 次/周　(4)≥ 3 次/周

c. 夜间去厕所

(1)无　(2)＜1 次/周　(3)1～2 次/周　(4)≥ 3 次/周

d. 呼吸不畅

(1)无　(2)<1 次/周　(3)1～2 次/周　(4)≥ 3 次/周

e. 咳嗽或鼾声高

(1)无　(2)<1 次/周　(3)1～2 次/周　(4)≥3 次/周

f. 感觉冷

(1)无　(2)<1 次/周　(3)1～2 次/周　(4)≥3 次/周

g. 感觉热

(1)无　(2)<1 次/周　(3)1～2 次/周　(4)≥3 次/周

h. 做噩梦

(1)无　(2)<1 次/周　(3)1～2 次/周　(4)≥ 3 次/周

i. 疼痛不适

(1)无　(2)<1 次/周　(3)1～2 次/周　(4)≥ 3 次/周

j. 其他影响睡眠的事情

(1)无　(2)<1 次/周　(3)1～2 次/周　(4)≥ 3 次/周

如有，请说明：____________________

6. 近 1 个月，总的来说，你认为自己的睡眠质量

(1)很好　(2)较好　(3)较差　(4)很差

7. 近 1 个月，你用药物催眠的情况

(1)无　(2)<1 次/周　(3)1～2 次/周　(4)≥ 3 次/周

8. 近 1 个月，你常感到困倦吗

(1)无　(2)<1 次/周　(3)1～2 次/周　(4)≥ 3 次/周

9. 近 1 个月，你做事情的精力不足吗

(1)没有　(2)偶尔有　(3)有时有　(4)经常有

评分标准：18 个条目组成 7 个成分，每个成分按 0～3 等级计分，累积各成分得分为 PSQI 总分，总分范围为 0～21，得分越高，表示睡眠质量越差。

各成分含义及计分方法如下：

A. 睡眠质量

根据条目 6 的应答计分“很好”计 0 分，“较好”计 1 分，“较差”计 2 分，“很差”计 3 分。

B. 入睡时间

1. 条目 2 的计分为“≤15 分钟”计 0 分,“16～30 分钟”计 1 分,“31～60 分钟”计 2 分,“≥60 分钟”计 3 分。

2. 条目 5a 的计分为“无”计 0 分,“<1 次/周”计 1 分, “1～2 次/周”计 2 分,“≥3 次/周”计 3 分。

3. 累加条目 2 和 5a 的计分,若累加分为“0”计 0 分,“1～2 次/周”计 1 分,“3～4 次/周”计 2 分,“5～6 次/周”计 3 分。

C. 睡眠时间

根据条目 4 的应答计分,“>7 小时”计 0 分,“6～7 小时”计 1 分,“5～6 小时”计 2 分,“<5 小时”计 3 分。

D. 睡眠效率

1. 床上时间＝条目 3(起床时间)－条目 1(上床时间)

2. 睡眠效率＝条目 4(睡眠时间)/床上时间×100%

3. 成分 D 计分位,睡眠效率>85%计 0 分,75%～84%计 1 分,65%～74%计 2 分,<65%计 3 分。

E. 睡眠障碍

根据条目 5b 至 5j 的计分为“无”计 0 分,“<1 次/周”计 1 分,“1～2 次/周”计 2 分,“≥3 次/周”计 3 分。累加条目 5b 至 5j 的计分,若累加分为“0”则成分 E 计 0 分,“1～9”计 1 分,“10～18”计 2 分,“19～27”计 3 分。

F. 催眠药物

根据条目 7 的应答计分,“无”计 0 分,“<1 次/周”计 1 分,“1～2 次/周”计 2 分,“≥3 次/周”计 3 分。

G. 日间功能障碍

1.根据条目 8 的应答计分,“无”计 0 分,“<1 次/周”计 1 分,“1～2 次/周”计 2 分,“≥3 次/周”计 3 分。

2.根据条目 9 的应答计分,“没有”计 0 分,“偶尔有”计 1 分,“有时有”计 2 分,“经常有”计 3 分。

3.累加条目 8 和 9 的得分,若累加分为“0”则成分 G 计 0 分,“1～2 次/周”计 1 分,“3～4 次/周”计 2 分,“5～6 次/周”计 3 分。

PSQI 总分＝成分 A＋成分 B＋成分 C＋成分 D＋成分 E＋成分 F＋成分 G。

十三、时间性快感体验量表(TEPS)

【指导语】请仔细阅读每个句子，并从总体上判断这些陈述在多大程度上与你的真实情况相符合。请对每一个句子都做出回答。如果有哪些句子所描述的事情你从未经历过，考虑一下你所经历的，以与之最相似的一件事来做出回答。请不要留下任何空白。每个句子只选择一个答案。不要担心你所选的答案会有雷同。请从下面的 6 个选项中选择答案，并在每个句子右侧对应的选项上打"√"。

条目	根本不像我	不像我	不太像我	有点像我	像我	非常像我
1. 当我听说我最喜欢的演员主演了一部新电影，我会迫不及待地去观赏						
2. 外出散步时，我喜欢深深地呼吸新鲜空气						
3. 新剪过的草地散发的气息令我陶醉						
4. 我期待人生中的很多事情						
5. 我很喜欢人们抚弄我的头发						
6. 期待一个愉快的经历，本身就很令人愉快						
7. 在寒冷的早晨，能喝上一杯热咖啡或热茶，让我很满足						
8. 当我想到什么好吃的东西时，比如巧克力饼干，我就一定得吃一块						
9. 我很喜欢雪后的美景						
10. 重大节日的前夜，我会兴奋得睡不着						
11. 在去游乐场的路上，我就迫不及待地要去坐过山车						
12. 我很喜欢痛痛快快打个哈欠的感觉						
13. 我并不期待诸如到餐厅吃饭这样的事						
14. 我很喜欢躺在温暖的床上，聆听雨点敲打门窗的声音						

续表

条目	根本不像我	不像我	不太像我	有点像我	像我	非常像我
15. 当我想着正在吃自己最喜欢的食物时，几乎就能感觉到它的味道						
16. 从菜单上点餐时，我会想象那些食物是什么味道						
17. 壁炉中燃烧的木头发出的“噼啪”声，听起来让人很放松						
18. 我十分期待生活中那些即将出现的令人兴奋的事情						
19. 我很喜欢婴儿依偎在怀里的感觉						
20. 在与心上人第一次约会的路上，我就迫不及待地想要见到他/她						

评分标准：该量表从时间进展的角度来考察愉快体验，包括完成的愉快体验（CON，consummatory pleasure）和预期的愉快体验（ANT，anticipatory pleasure）两个方面。量表包含抽象预期性快感（AA，abstract anticipatory pleasure）、具体预期性快感（CA，contextual anticipatory pleasure）、抽象完成性快感（AC，abstract consummatory pleasure）和具体完成性快感（CC，contextual consummatory pleasure）四个分量表，每个条目得分范围是1～6分，参与者的回答采用6分Likert量表，评分从1（对我来说非常错误）到6（对我而言非常正确），较低的分数表示较高的快感缺乏倾向。分量表的α系数在0.461（具体完成性快感）到0.718（抽象预期性快感）之间，对应条目见下文。总量表得分为分量表得分之和，总量表的α系数为0.826。

AA：4，6，18，20，1

CA：5，8，10，11，2

AC：3，7，9，14，12

CC：15，16，17，19，13

十四、贝克自杀意念量表(BSSI)

【指导语】下面将问你一些对于生命和死亡想法的问题，每个问题既问你最近一周是如何感觉的，也问你以前最消沉、心情最抑郁的时候是如何感觉的，请根据你的情况选择最合适的答案。在选项前面的方块□上打“√”。

1 你希望活下去的程度如何？	
1.1 最近一周	□中等到强烈　□弱　□没有活着的欲望
1.2 以前最消沉、心情最抑郁的时候	□中等到强烈　□弱　□没有活着的欲望
2 你希望死去的程度如何？	
2.1 最近一周	□没有死去的欲望　□弱　□中等到强烈
2.2 以前最消沉、心情最抑郁的时候	□没有死去的欲望　□弱　□中等到强烈
3 你想要活下去的欲望超过想要死去的欲望吗？	
3.1 最近一周	□活下去超过死去　□差不多 □死去超过活下去
3.2 以前最消沉、心情最抑郁的时候	□活下去超过死去　□差不多 □死去超过活下去
4 你主动尝试自杀的愿望的程度如何？	
4.1 最近一周	□没有　□弱　□中等到强烈
4.2 以前最消沉、心情最抑郁的时候	□没有　□弱　□中等到强烈
5 你希望突然有外力来结束自己生命的程度如何？（如睡着后不再醒来、遭遇车祸意外死去等）	
5.1 最近一周	□没有　□弱　□中等到强烈
5.2 以前最消沉、心情最抑郁的时候	□没有　□弱　□中等到强烈

评分标准：自杀意念的强度是根据量表 1～5 项的均值所得，分数越高，自杀意念的强度越大。

参考文献

[1] Leshner A I. Addiction is a brain disease, and it matters[J]. Science, 1997, 278(5335): 45-47.

[2]Koob G F, Volkow N D. Neurobiology of addiction: a neurocircuitry analysis[J]. Lancet Psychiatry, 2016, 3(8): 760-773.

[3] Hernández-Ortiz E, Luis-Islas J, Tecuapetla F, et al. Top-down circuitry from the anterior insular cortex to VTA dopamine neurons modulates reward-related memory [J]. Cell Rep, 2023, 42 (11): 113365.

[4]Brecht M L, Herbeck D. Time to relapse following treatment for methamphetamine use: a long-term perspective on patterns and predictors[J]. Drug and alcohol dependence, 2014, 139: 18-25.

[5]Liao Y, Wu Q, Kelly B C, et al. Effectiveness of a text-messaging-based smoking cessation intervention ("Happy Quit") for smoking cessation in China: A randomized controlled trial[J]. PLoS Med, 2018, 15(12): e1002713.

[6] Tang J, Yang J, Liu Y, et al. Efficacy of WeChat-based online smoking cessation intervention ("WeChat WeQuit") in China: A randomised controlled trial [J]. EClinicalMedicine, 2023, 60: 102009.

[7]Robinson T E, Berridge K C. The neural basis of drug craving: An incentive-sensitization theory of addiction[J]. Brain Res Brain Res Rev, 1993, 18(3): 247-291.

[8] Sinha R. The clinical neurobiology of drug craving[J]. Curr Opin

Neurobiol，2013，23(4)：649-654.

[9]廖艳辉，唐劲松，王绪轶，等. 成瘾物质线索相关刺激的脑功能磁共振成像研究进展[J]. 中华精神科杂志，2013(001)：53-56.

[10]Baker T B，Piper M E，McCarthy D E，et al. Addiction motivation reformulated：An affective processing model of negative reinforcement[J]. Psychological review 2004，111(1)：33.

[11]Cami J，Farré M. Drug addiction[J]. New England Journal of Medicine，2003，349(10)：975-986.

[12]Tiffany S T，Wray J M. The clinical significance of drug craving [J]. Annals of the New York Academy of Sciences，2012，1248：1-17.

[13]廖艳辉. 正念的科学性研究[J]. 国际精神病学杂志，2018，45(5)：769-771.

[14]Liao Y，Wang L，Luo T，et al. Brief mindfulness-based intervention of 'STOP (Stop，Take a Breath，Observe，Proceed) touching your face'：A study protocol of a randomised controlled trial[J]. BMJ Open，2020，10(11)：e041364.

[15]Tang J，Wang L，Luo T，et al. Effectiveness of a brief mindfulness-based intervention of "STOP touching your face" during the COVID-19 pandemic：A randomized controlled trial[J]. Mindfulness (N Y)，2022，13(12)：3123-3133.

[16]Garland E L，Howard M O. Mindfulness-based treatment of addiction：Current state of the field and envisioning the next wave of research[J]. Addict Sci Clin Pract，2018，13(1)：14.

[17]May A C，Davis C，Kirlic N，et al. Mindfulness-based interventions for the treatment of aberrant interoceptive processing in substance use disorders[J]. Brain Sci 2022，12(2).

[18]Jackson S，Brown J，Norris E，et al. Mindfulness for smoking cessation[J]. Cochrane Database Syst Rev，2022，4(4)：Cd013696.

[19]Garrison K A，Pal P，O'Malley S S，et al. Craving to quit：A randomized controlled trial of smartphone app-based mindfulness train-

ing for smoking cessation[J]. Nicotine Tob Res, 2020, 22(3): 324-331.

[20]Tapper K. Mindfulness and craving: Effects and mechanisms[J]. Clin Psychol Rev, 2018, 59: 101-117.

[21]Korecki J R, Schwebel F J, Votaw V R, et al. Mindfulness-based programs for substance use disorders: A systematic review of manualized treatments[J]. Subst Abuse Treat Prev Policy 2020, 15(1): 51.

[22]Bowen S, Witkiewitz K, Clifasefi S L, et al. Relative efficacy of mindfulness-based relapse prevention, standard relapse prevention, and treatment as usual for substance use disorders: A randomized clinical trial[J]. JAMA Psychiatry, 2014, 71(5): 547-556.

[23]Killingsworth M A, Gilbert D T. A wandering mind is an unhappy mind[J]. Science, 2010, 330(6006): 932.

[24]Hoge E A, Bui E, Mete M, et al. Mindfulness-based stress reduction vs escitalopram for the treatment of adults with anxiety disorders: A randomized clinical trial[J]. JAMA Psychiatry, 2023, 80(1): 13-21.

[25]Kuyken W, Hayes R, Barrett B, et al. Effectiveness and cost-effectiveness of mindfulness-based cognitive therapy compared with maintenance antidepressant treatment in the prevention of depressive relapse or recurrence (PREVENT): A randomised controlled trial[J]. Lancet, 2015, 386(9988): 63-73.

[26]Cairncross M, Miller C J. The effectiveness of mindfulness-based therapies for ADHD: A meta-analytic review[J]. J Atten Disord, 2020, 24(5): 627-643.

[27]Ramadas E, Lima M P, Caetano T, et al. Effectiveness of mindfulness-based relapse prevention in individuals with substance use disorders: A systematic review[J]. Behav Sci (Basel), 2021, 11(10).

[28]Parisi A, Roberts R L, Hanley AW, et al. Mindfulness-oriented recovery enhancement for addictive behavior, psychiatric distress,

and chronic pain: A multilevel meta-analysis of randomized controlled trials[J]. Mindfulness (N Y), 2022, 13(10): 2396-2412.

[29]Newland P, Bettencourt B A. Effectiveness of mindfulness-based art therapy for symptoms of anxiety, depression, and fatigue: A systematic review and meta-analysis[J]. Complement Ther Clin Pract, 2020, 41: 101246.

[30]Hearn J H, Cross A. Mindfulness for pain, depression, anxiety, and quality of life in people with spinal cord injury: A systematic review[J]. BMC Neurol, 2020,20(1): 32.

[31]Sharpe L, Richmond B, Menzies R E, et al. A synthesis of meta-analyses of mindfulness-based interventions in pain[J]. Pain, 2024, 165(1): 18-28.

[32]Schermer J A, Rogoza R, Brankovi? M, et al. Humor styles are related to loneliness across 15 countries[J]. Eur J Psychol, 2022, 18(4): 422-436.

[33]Luoma J B, Kohlenberg B S, Hayes S C, et al. Slow and steady wins the race: A randomized clinical trial of acceptance and commitment therapy targeting shame in substance use disorders[J]. J Consult Clin Psychol, 2012, 80(1): 43-53.

[34]Maddock A, McGuigan K, McCusker P. A randomised trial of mindfulness-based social work and self-care with social workers[J]. Curr Psychol, 2023, 42(11): 9170-9183.

[35]West T N, Don B P, Fredrickson B L. Attachment insecurity moderates emotion responses to mindfulness and loving-kindness meditation in adults raised in low socioeconomic status households[J]. Emotion, 2022, 22(6): 1101-1118.

[36]Kabat-Zinn J. Wherever you go, there you are: Mindfulness meditation in everyday life. Hachette UK, 2023.

[37]May A C, Aupperle R L, Stewart J L. Dark times: The role of negative reinforcement in methamphetamine addiction[J]. Front Psychiatry, 2020, 11: 114.

[38]Marlatt G A. Taxonomy of high-risk situations for alcohol relapse: Evolution and development of a cognitive-behavioral model[J]. Addiction, 1996, 91(Suppl): S37-49.

[39]Livingston J D, Milne T, Fang M L, et al. The effectiveness of interventions for reducing stigma related to substance use disorders: A systematic review[J]. Addiction 2012, 107(1): 39-50.

[40]Gür G C, Ylmaz E. Effectiveness of Interventions in Reducing Substance-Related Stigma: A Systematic Review and Meta-Analysis of Randomized Controlled Trials[J]. Issues Ment Health Nurs, 2023, 44(3): 162-175.

[41]Neff K D. Self-compassion: Theory, method, research, and intervention[J]. Annu Rev Psychol, 2023, 74: 193-218.

[42]Raja S N, Carr D B, Cohen M, et al. The revised international association for the study of pain definition of pain: Concepts, challenges, and compromises[J]. Pain, 2020, 161(9): 1976-1982.

[43]Chou R, Turner J A, Devine E B, et al. The effectiveness and risks of long-term opioid therapy for chronic pain:A systematic review for a national institutes of health pathways to prevention workshop[J]. Ann Intern Med, 2015, 162(4): 276-286.

[44]Hilton L, Hempel S, Ewing B A, et al. Mindfulness meditation for chronic pain: Systematic review and meta-analysis[J]. Ann Behav Med 2017, 51(2): 199-213.

[45]Vafaie N, Kober H. Association of drug cues and craving with drug use and relapse: A systematic review and meta-analysis[J]. JAMA Psychiatry 2022, 79(7): 641-650.

[46]Liu X, Yuan K, Lu T, et al. Preventing incubation of drug craving to treat drug relapse: From bench to bedside[J]. Molecular Psychiatry, 2023, 28(4): 1415-1429.

[47]Radoman M, Fogelman N, Lacadie C, et al. Neural correlates of stress and alcohol cue-induced alcohol craving and of future heavy drinking: Evidence of sex differences[J]. American Journal of Psy-

chiatry, 2024, 181(5): 412-422.
[48]Hochheimer M, Strickland J C, Rabinowitz J A, et al. The impact of opioid-stimulant co-use on tonic and cue-induced craving[J]. Journal of Psychiatric Research, 2023, 164: 15-22.
[49]Preston K L, Epstein D H. Stress in the daily lives of cocaine and heroin users: Relationship to mood, craving, relapse triggers, and cocaine use[J]. Psychopharmacology (Berl), 2011, 218(1): 29-37.
[50]Shapira B, Rosca P, Berkovitz R, et al. The switch from one substance-of-abuse to another: Illicit drug substitution behaviors in a sample of high-risk drug users[J]. Peer J, 2020, 8: e9461.
[51]Rajamani K T, Harony-Nicolas H. A CRISPR perspective of the oxytocin receptor in prairie voles[J]. Neuron, 2023, 111(6): 755-756.
[52]Ren Z Y, Shi J, Epstein D H, et al. Abnormal pain response in pain-sensitive opiate addicts after prolonged abstinence predicts increased drug craving[J]. Psychopharmacology (Berl), 2009, 204(3): 423-429.
[53]MacLean R R, Spinola S, Manhapra A, et al. Systematic review of pain severity and opioid craving in chronic pain and opioid use disorder[J]. Pain Med, 2020, 21(2): e146-e163.
[54]Unger J B, Sussman S, Dent C W. Interpersonal conflict tactics and substance use among high-risk adolescents[J]. Addict Behav, 2003, 28(5): 979-987.
[55]Taylor S E. Social support: A review[J]. The Oxford handbook of health psychology, 2011, 1: 189-214.
[56]Carmichael C L, Reis H T, Duberstein P R. In your 20s it's quantity, in your 30s it's quality: The prognostic value of social activity across 30 years of adulthood[J]. Psychology and aging, 2015, 30(1): 95.